당뇨의 종말

당뇨의 종말

당뇨의 종말

평생 친구처럼 지내라는 당뇨의 거짓말

조엘 펄먼 지음
강신원 옮김

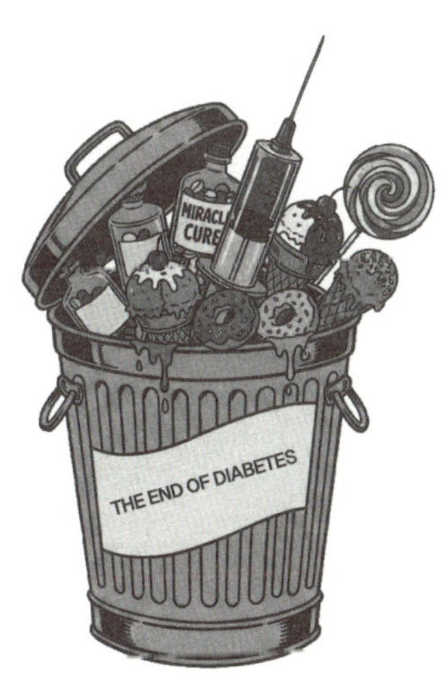

사이몬북스

당뇨의 종말
평생 친구처럼 지내라는 당뇨의 거짓말

초판 1쇄 발행 2026년 2월 23일

지은이 조엘 펄먼

디자인 책만드는사람

인쇄 더블비

유통 협진출판물류

펴낸곳 사이몬북스

펴낸이 강신원

출판등록 2006년 5월 9일 제2006-000276호

주소 서울시 중랑구 면목로 456 한성빌딩 5층 26호

전화 02-337-6389

팩스 02-6499-7262

이메일 simonbooks@naver.com

등록번호 ISBN 979-11-87330-37-0 13510

* 잘못된 책은 구입한 서점에서 바꾸어 드립니다.
* 값은 뒤표지에 있습니다.

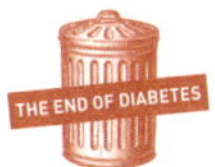

"금반지를 찾으려면 쓰레기부터 치워야 합니다. 당신은 돋보기로 쓰레기 더미에서 금반지를 찾으려고 하루 종일 헤맬 필요가 없습니다. 제가 환자에게 당뇨 판정을 내리면, 그들은 곧장 약국으로 달려가서 당뇨와 평생 친구 될 준비를 합니다. 완치되지 않는다고 착각하기 때문입니다. 당뇨는 천천히 몸을 갉아 먹습니다. 당뇨약을 먹기 때문입니다. 음식으로 당뇨를 치료하는 자연의 원리가 이 책에 담겨 있습니다. 당신은 정답을 찾았습니다."

— 가쓰 데이비스 Garth Davis, 의학박사 〈비만의 종말〉 저자

"만일 제약업계가 100%의 성공률로 질병을 치료하는 약을 개발했다면, 펄먼 박사는 이 책을 쓰지 않았을 것입니다. 그들은 실패했고 펄먼 박사는 결국 성공했습니다."

— 크리스토퍼 패리시 Christopher Parrish, 의학박사, 미내과위원회 의장

"저는 자연식물식이 당뇨를 완치할 수 있다는 그의 의견에 정확히 동의합니다. 그러나 이 책은 당뇨뿐 아니라 모든 질병으로 고통받는 수많은 사람들에게 해결책이 되리라고 확신합니다."

— 에이미 마이어스Amy Myers, 의학박사, 오스틴병원 디렉터

"탄수화물을 끊는 것이 당뇨 치료의 첫걸음이라는 생각은 잘못입니다. 진짜 탄수화물과 가짜 탄수화물은 완전히 다른 음식입니다. 저 또한 진짜 탄수화물을 통해 많은 당뇨 환자를 치료하고 있습니다. 당신의 사고를 조종하는 상업자본주의를 떨쳐내고, 자연의 원리를 깨달으시기 바랍니다."

— 애덤 데이브Adam Dave, 의학박사, 〈패러다임 다이어트〉 저자

"펄먼 박사의 자연식물식은 제가 환자들을 치료하는 교재로 사용하고 있는데 엄청난 결과를 얻고 있습니다. 효소와 미량 영양소가 풍부한 자연식물식은, 독소로 가득한 세상에 대한 따끔한 일침입니다."

— 조엘 칸Joel K. Kahn, 의학박사, 워싱턴주립대 의대 교수

"펄먼 박사가 주장하는 이 단순한 원리를 마음에 새기십시오. 당뇨와 심장병과 암에서 해방될 것입니다. 이 책은 의사들과 의대생들도 반드시 읽어야 하는 필독서입니다. 저는 내과 의사로서 이 책의 가르침을 진료에 접목했고 매번 놀라운 결과를 얻고 있습니다."

— 쇼바나 센틸나단Shobana Senthilnathan, 의학박사, 노스캐롤라이나병원 내과

"펄먼 박사는 당뇨에 약물은 필요 없다고 강하게 주장합니다. 〈당뇨의 종말〉은 당뇨뿐만 아니라, 비만과 심장병 등을 뿌리 뽑는 자연의 원리를 깨닫게 해 줍니다."

— 데니스 린Denise Lin, 의학박사, 뉴멕시코대학 정신과 교수

"펄먼 박사는 저서 〈당뇨의 종말〉은 '음식을 바꾸면 당뇨는 낫는다'라는 메시지를 강력하게 전달합니다. 약물은 절대 당뇨를 치료할 수 없고, 미량 영양소가 풍부한 자연식물식으로 완치할 수 있다는 자연의 원리를, 매일 제 학생들과 환자들에게 전달하고 있습니다."

— 로버트 그랭거Rovert Granger, 플린더스 메디컬 센터 임상의학과 교수

"의사는 제게 다리를 절단하라고 말했습니다."

저는 의대에 들어가기 전에 아이스스케이팅 선수였습니다. 1973년 미국 챔피언십에서 2등에 오르기도 했지만 국가대표로 활동하던 중에 부상을 입었고, 당시에 주치의로부터 다리를 절단할 수밖에 없다는 선고를 받았습니다. 그러나 저는 수술을 거부하고 채식과 단식으로 부상을 치유했습니다. 의사들은 만류했지만 저는 1년 후 1976년에 스페인에서 열린 세계 피겨 스케이팅 선수권대회에서 동메달을 땄습니다. 음식이 질병을 고친다는 확신을 갖게 되었고, 필라델피아 의과 대학에 입학해서 주로 영양과 자연치유를 중점적으로 공부했습니다. 의사가 된 후 30여 년 넘게 저는 약과 수술이 아닌, 오직 음식으로 질병을 치료하는 일에 집중했습니다. 그리고 수천 명의 환자들을 당뇨를 비롯한 각종 질병에서 해방시켰다고 자부합니다.

당신은 이제 당뇨병을 비롯한 각종 질병을 몸에서 완전히 몰아내는 첫걸음을 내디뎠습니다. 당뇨는 질병이 아닙니다. 그것은 당신의 몸이, 건강하지 못한 식생활의 결과를 피하려는, 생존을 위한 메커니즘입니다. 매년 수백만 명이 이 질병으로 고통받거나 죽음을 맞이합니다. 당뇨병의 대유행은 인간이 만든 것입니다. 그러니까 공장(정제 탄수화물과 공장식 육류 시스템)에서 만든 것입니다. 자연보다 더 좋은 음식을 만들 수 있다는 생각은, 돈을 벌려는 식품업자들의 주장이지 자연의 주장이 아닙니다. 지금 세상을 휩쓸고 있는 당뇨의 대유행은, 오직 인간이 섭취하기에 안전하지 않은 음식을 거부함으로써 중단될 수 있습니다.

약 2,600만 명의 미국인(성인의 11.3%)이 현재 당뇨병을 앓고 있습니다. 당뇨병 전 단계까지 포함하면 8,000만 명(성인의 35%)이나 됩니다. 이 추세가 계속된다면 2050년경에는 미국인 3명 중 1명의 성인이 당뇨병 환자가 될 예정입니다. 그리고 이 질병은 일본과 한국과 중국 등 아시아 국가로까지 전염병처럼 퍼져나가고 있습니다.

이제 당신은 더 이상 약물에 의존하는 수동적인 방식을 버려야 합니다. 저는 이 책을, 스스로 질병을 치료하기 원하는 사람들을 위해 썼습니다. 당신은 비만과 질병을 통제할 수 있습니다. 지금 바로 시작할 수 있습니다. 이 책은 수천 명의 사람들을 대상으로 테스트한 결과물입니다. 제약회사의 연구비를 받고 만든 상업적 리포트가 아니라는 말입니다.

당뇨 환자들은 혈당 및 당화혈색소HbAlc 측정과 같은 관습적인 방법에 얽매여 있습니다. 안타깝게도 이는 완전히 잘못된 것입니다. 당신의 이러한 치료법은 당뇨병을 몰아내는 방법이 아니라, 혈당을 조절하는 일에 집중되어 있습니다. 당신이 아무리 혈당을 조절하더라도 당뇨가 지속되면 노화는 촉진되고 수명은 단축되기 마련입니다. 당뇨병의 원인을 제거하는 대신 수치에만 집중하면, 오히려 장기적으로 당뇨병을 악화시킨다고 분명히 말씀드립니다.

혈당을 낮추는 데 사용되는 대부분의 약물은 이미 기능이 저하된 췌장에 부담을 줍니다. 이는 당뇨병을 더 악화시킵니다. 설포닐우레아Sulfourea와 인슐린과 같은 약물은 체중 증가를 유발하기 때문입니다. 췌장이 인슐린을 분비하도록 압박하고 약물 복용으로 체중이 증가하는 위험한 조합은, 결국 약물의 양을 더 늘리게 됩니다. 이처럼 실패한 방법은 결국 수명을 단축시키고 심장마비 위험을 증가시킵니다.

당뇨환자의 숫자는 빠르게 증가해서 지난 30년 동안 미국에서 3배로 증가했습니다. 가장 큰 이유는 허리둘레의 증가 때문입니다. 그러나 의사와 영양사, 심지어 미당뇨병협회ADA 조차도 체중 감량을 당뇨병의 주요 치료법으로 하지 않고 있습니다. 약물은 단기적으로 인정되는 치료법입니다. 그러나 약물 자체가 체중 증가를 유발하고 당뇨를 악화시키는 경우가 대부분입니다. 이는 결국 악순환을 만듭니다.

당뇨가 심해질수록 더 많은 약물이 필요해지고, 복용량은 계속 늘어나고, 결국 당뇨병은 더 심해집니다. 이는 건강에 대한 잘못된 접근입니다. 대부분의 당뇨환자는 이러한 약물이 발명되지 않았더라면 더 일찍 나았을 것입니다. 약물이 없었으면 식습관을 바꿔야 했을 것이기 때문입니다.

저는 이 책에서 자신 있게 자연의 법칙에 기반한 식단을 소개합니다. 절대 포기하지 마십시오. 살이 빠지고 질병이 사라지는 현상을 눈으로 똑똑히 보실 수 있습니다. 당신은 당신 몸의 주인이자 운영자입니다. 제가 30년 넘게 1만 명이 넘는 환자에게 적용해 온 식단은 아래와 같은 자연의 법칙에 기반합니다.

비만과 질병의 치료(H) = 영양소(N) / 칼로리(C)

저의 방식은 기존이 방식과 근본적으로 다르며 그 효과가 입증되었습니다. 당신이 자연의 법칙에 따라 음식을 먹으면 몸이 어떻게 스스로 치유되는지 보여드리고 싶어 저는 지금 가슴이 뜁니다. 모든 야생동물은 천재지변과 같은 외부적인 간섭이 없는 한 건강하게 살다가 죽도록 설계되었습니다. 인간 또한 건강한 상태로 살다가 죽도록 신(자연)에 의해 설계되었다고 저는 주장합니다. 당연히 치유에 적합한 자연법칙의 환경이 제공되면 몸은 스스로 치유하도록 설계되었습니다.

저의 접근 방식은 자연의 법칙이자 과학적 공식에 기반합니다. 비만과 질병의 치료=영양소/칼로리(H=N/C)로 표현되는 이 공식은, 인간의 건강은 식단의 칼로리 대비 영양소의 밀도에 따라 결정된다는 것을 의미합니다. 영양소밀도가 높은 음식을 더 많이 섭취하고 영양소밀도가 낮은 음식을 덜 섭취하면 건강이 극적으로 개선되고 당뇨병이 사라질 것입니다. 영양소가 풍부한 음식을 주로 섭취하면 신체의 노화가 더디게 진행되고 질병을 예방하고 치료할 수 있는 능력을 갖추게 됩니다. 몸속에서 동면하고 있던 자연치유 능력이 활성화되어 질병이 사라집니다.

세상 사람들은 질병과 노화는 불가피하다고 말합니다. 물론 늙는 것은 인간의 숙명이겠지만, 저는 질병 없이 평생을 사는 방법과, 오랫동안 늙지 않는 방법이 있다고 주장합니다. 또한 저잣거리 장사치들의 말과는 달리, 우리 인간은 유전적 결함의 희생자가 아닙니다. 평생 약을 꾸준히 먹을 필요도 없습니다. 우리는 살을 빼기 너무 힘들다는 매스컴의 논리에 이용당해서는 안 됩니다. 약물이 해결책이라는 논리에 현혹되어서도 안 됩니다. 저는 30년 넘게 이를 증명하기 위해 고군분투한 1인입니다.

아는 것이 힘이지만, 실천으로 확고해져야만 진짜 힘이 됩니다. 제 프로그램에 가입해서 실천해 온 사람들은 한결같이 그 결과에 놀라워합니다. 미량 영양소와 섬유질이 가득한 식단은 당신의 음식에 대한 '가짜 허기'가 억제됩니다. 놀랍게도 아주 자연스럽게 칼로리 섭취가 줄어들고 과식하던 습관이 사라졌습니다. 대부분의 사람은 이 식단을 통해 위 우회술과 같은 결과를 보았습니다. 그러나 부작용은 제로(0)였습니다. 당신은 무엇을 선택하시겠습니까?

당신은 맛이 없을까 걱정할 필요가 없습니다. 진정으로 건강한 음식은 준비하기 쉬워야 합니다. 그런 음식은 당연히 맛있을 수밖에 없습니다. 저는 전 세계를 여행하며 유명 요리사들과 맛있고 건강에 좋은 레시피와 식단을 만들어 왔습니다. 요리에 대한 전문 지식은 필요 없습니다. 누구나 즐길 수 있는 자연의 레시피입니다. 당신이 이처럼 놀라운 효과를 경험하게 되면 당신은 예전의 음식으로 돌아가지 않으리라고 저는 확신합니다.

비만과 질병 치료의 관건은 미량 영양소의 양에 달려 있습니다.

저는 미량 영양소가 풍부한 식단을 진짜 음식이라 부릅니다. 영양소가 풍부한 음식을 섭취할수록 치유는 빨라집니다. 간단하게 들릴 수도 있겠습니다. 특히 딩뇨는 음식으로 인해 발생하는 질환입니다. 자연이 제공한 올바른 음식을 선택하면, 수명을 단축하는 당뇨의 각종 합병증까지 한 번에 치유할 수 있다고 자신 있게 말씀드립니다.

제가 30년 동안 상담했던 수천 명의 환자들은 모두 비만이었고 질병으로 고생했습니다. 그리고 대부분 해결책을 찾았고 약물 없이 건강을 되찾았습니다. 저는 수천 명의 당뇨환자들이 영양소가 풍부한 음식을 통해 당뇨에서 벗어나는 광경을 끊임없이 보았습니다. 저는 이러한 접근법을 제 이름을 따서 '펄먼 박사의 자연식물식'으로 명명하며 각종 학회에 보고한 바 있습니다. 앞으로 더 널리 시행되고 더 큰 규모의 연구가 진행됨에 따라 그 효과가 계속 입증될 것입니다.

제가 예방의학저널 Open Journal of Preventive Medicine에 발표한 사례를 당신에게 보고합니다. 참가자의 90%가, 복용 중인 약물을 75%까지 중단했습니다. 평균 헤모글로빈 수치는 8.2에서 5.8로 감소했습니다.[1] 헤모글로빈 수치(6 미만은 정상, 8 이상은 비정상)는 3개월 동안의 평균 혈당 수치를 측정하는 지표입니다. 또한, 약물 복용을 중단하는 동안 참가자들의 수축기 혈압이 평균 148에서 121로 감소했습니다. 이러한 극적인 결과는 저에게 힘을 주었고 장기적인 연구를 시작하는 계기가 되었습니다.

물론, 제가 주장하는 '펄먼 박사의 자연식물식'도 운동 부족·흡연·수면 부족 등에 방심하면 성공할 수 없습니다. 한 가지 좋은 소식이 있습니다. '펄먼 박사의 자연식물식'을 체험한 참가자들은 대부분, 건강하게 먹고 기분이 좋아져서 운동하고 금연하려는 욕구가 한층 강화되었다는 사실입니다. '정신은 장臟이 만든다'라는 말이 있습니다. 자연식물식으로 장이 좋아지면 정신이 바뀐다는 말입니다. 음식이 영혼을 바꾼다는 말과 같습니다.

당뇨는 매우 심각한 질병입니다. 당뇨는 심장과 신장에 치명적인 역할을 하며 시력 상실로도 이어집니다. 결국 수명을 단축시키고 삶의 질을 떨어뜨립니다. '사는 것이 사는 게 아니다'라는 말을 하게 됩니다. 당뇨에는 음식이 90% 이상이라는 점을 명심하시기 바랍니다.

저는 당신이 이 책의 내용을 실천하기만 하면, 당신의 삶을 완전히 바꿀 수 있다고 확신합니다. 저 또한 한때 운동선수로서 심한 부상을 당한 적이 있습니다. 의사는 제게 다리를 절단해야 한다고 말했습니다. 그러나 저는 음식으로 새 생명을 찾았고 세계 대회에서 메달을 따서 그들을 놀라게 했습니다. 그리고 저의 경험을 되살려 30년 넘게 약물도 수술도 없이 음식으로 질병을 치료하는 외로운 길을 걷고 있습니다. 환자들은 90% 넘게 질병에서 해방되었음은 물론입니다.

저와 함께 손을 잡고 새로운 이야기를 만들어 갑시다. 수천수만의 사람들이 이미 이 메시지를 받아들여 새 삶을 살고 있습니다. 이 흥미진진하고 혁신적인 여정에 당신과 함께하게 되어 저는 지금 가슴이 뜁니다.

— **조엘 펄먼**Joel Fuhrman, A/LD.

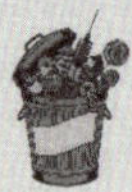

차
례

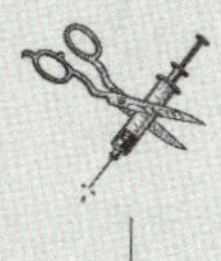

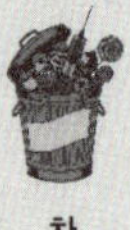

차
례

당뇨란
무엇인가

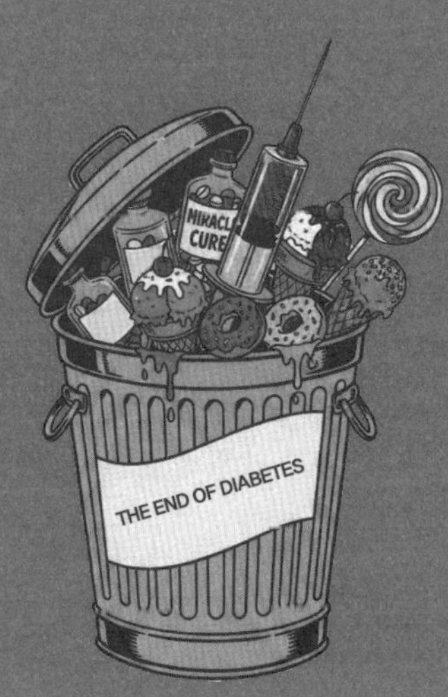

세상의 모든 결과는 근본적인 원인이 있는 법입니다.
인간의 몸은 당뇨병을 일으킴으로써 그 몸의 주인인
당신의 목숨을 죽이려고 하지 않습니다.
'우리 몸은 항상 우리 편'이라는 사실을 알아야 합니다.

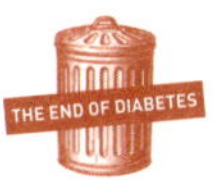

눙눙한 체격의 56세 여성 제인 질리언Jane Gillian은 뇌졸중(중풍)으로 입원했습니다. 몸 왼쪽이 마비되어 병원에 입원했는데, 검사를 받는 동안 심각한 당뇨병을 앓고 있다는 사실을 발견했습니다. 부모님 모두 비만에 당뇨환자라는 가족력도 가지고 있었습니다. 그녀는 콜레스테롤 수치가 매우 높았으며 고혈압도 있었고, 관상 동맥을 뚫는 스텐트 시술을 2번이나 했던 병력이 있었습니다. 그녀가 휠체어에 실려 병원에 입원했을 때 당화혈색소 수치가 무려 9.6(5.6 이하가 정상)에다 혈압은 200/100mmHg(120/80이 정상)이었습니다. 입원하기 전에 그녀는 혈압약을 비롯한 8가지 약물을 복용하고 있었습니다. 그녀가 입원해 있는 동안 하루에 2번 인슐린 주사를 맞았는데 합해서 60유닛Unit(1유닛은 0.01cc)의 양이었습니다. 또한 하루 8번 이상의 진료를 받았고 혈압약 등 각종 약물을 몸속에 주입해야 했습니다.

퇴원 후 그녀의 친구는 제가 쓴 책 여러 권을 선물했고, 더 이상 이렇게 살 수는 없다고 결심한 제인은 책에서 제시한 식이요법을 실천하기 시작했습니다. 식단의 실천 결과는 놀라웠습니다. 곧바로 인슐린이 필요 없어졌고 각종 약물 복용을 중단하게 되었습니다. 식이요법의 효과는 놀라웠습니다. 3년 후 그녀는 몸무게를 53kg이나 감량했습니다. 112kg에서 59kg으로 반쪽이 되었습니다. 성인 1명의 몸무게가 빠져나간 셈입니다. 콜레스테롤은 219에서 152로, 중성지방은 174에서 66으로 떨어졌습니다. 혈압은 이제 혈압약을 복용하지 않고도 125/75 정도로 유지됩니다. 가장 좋은 소식은 제인이 더 이상 휠체어를 타지 않고 15도 경사로 설정된 러닝머신에서 15분 이상 운동할 수 있다는 것입니다.

당뇨가 모든 질병의 시작인 이유

당뇨병은 신부전·심장질환·뇌졸중·실명 등 심각한 합병증을 유발하는 무서운 질병입니다. 미질병통제예방센터[CDC]의 2011년 보고서에 의하면, 현재 2,500만 명이 넘는 미국인이 당뇨병을 앓고 있다고 밝혔습니다. 이는 단 2년 만에 15%, 즉 300만 명이 증가한 것이며, 지난 50년 동안 700% 이상 증가한 수치입니다. 2005~2006년 보고서에 따르면, 20세 이상 미국인의 40% 이상이 당뇨병 또는 당뇨병 전단계를 앓고 있습니다. 60세 이상 성인의 약 30%가 당뇨병 진단을 받았으며, 유병률은 남녀 모두 동일합니다. 이 당뇨병은 일본, 한국, 중국 등의 아시아 국가로 전염병처럼 퍼져 나가고 있습니다.

많은 사람들이 자신이 당뇨환자라는 사실을 모르고 있습니다. 또한 몇 년 안에 당뇨병으로 고생할 예정이라는 사실도 모르고 있습니다. 서구식 식사 습관을 버리고 인류 본연의 자연식으로 돌아가지 않으면 당뇨병을 넘어 아래와 같은 더 비극적인 합병증을 겪게 됩니다. 당뇨병이 모든 질병의 시작이라는 말입니다.

- 심장병—당뇨환자의 심장병 및 뇌졸중 위험은 일반인보다 3배 높습니다.
- 고혈압—당뇨환자의 75%가 고혈압(130/180 이상)을 앓고 있습니다.
- 실명—실명의 원인이 당뇨병이라는 사실이 밝혀졌습니다.
- 신장질환—신장 이상의 원인이 당뇨병이라는 사실도 밝혀졌습니다.
- 신경계 질환—발의 감각이 저하된다는가 발기 부전과 같은 원인이 대부분 당뇨병으로 밝혀졌습니다.
- 절단—다리 절단의 주요 원인입니다.
- 암—각종 암 발생 주요 원인(대장암의 30%)으로 밝혀졌습니다.[1]

당신은 당뇨환자의 80%가 심장병의 위험에 처한다는 사실을 알아야 합니다. 이처럼 '검증된 위험'을 경시함으로써 누가 이익을 얻는지 똑바로 인지해야 합니다. 비록 의사들이 당신의 질병을 낫게 하려고 최선을 다해 치료한다고 할지라도, 의사의 뒤에 있는 제약회사와 대형 병원은 당신이 완벽하게 치료되기를 원치 않는다는 사실을 알아야 합니다. 모든 인류가 질병에서 해방되면 제약회사와 대형 병원은 그야말로 폐업의 절차를 거칠 수밖에 없다는 사실 또한 깨달아야 합니다.

심장 세포에 포도당이 고갈되면 심부전心不全이 발생합니다. 심부전이란 심장의 펌프작용 저하로 혈액을 다른 기관에 보내지 못하는 현상입니다. 그리고 신장 세포에 포도당이 고갈되면 신부전腎不全이 발생합니다. 신부전이란 콩팥의 기능이 제대로 되지 않아 노폐물이 혈액에 축적되는 상태를 말합니다. 당연히 신장 기능이 저하됩니다. 같은 이유로, 눈이 포도당을 얻지 못하면 시력이 떨어지고 뇌세포가 충분한 포도당을 얻지 못하면 알츠하이머병이 발생할 수 있습니다. 이처럼 포도당은 생명처럼 중요합니다. 이 포도당은 복합당(자연식물식)을 통해서 섭취해야 하며 단순당(정제 탄수화물)은 절대 금물입니다.

알츠하이머가 '제3의 당뇨'라는 사실을 노스웨스턴 대학Northwestern University의 연구에서 수많은 증거를 통해 발표했습니다. 뇌 속의 인슐린과 인슐린 수용체는 학습과 기억력에 매우 중요하기 때문에, 뇌는 스스로 인슐린을 만들어 냅니다. 알츠하이머 환자의 뇌에서 '아밀로이드 베타유도 단백질'ADDL이라는 독성 단백질이 발견되었는데, 이 단백질이 신경 세포에 인슐린 저항성을 갖게 만드는 것으로 밝혀졌습니다. 그러니까 뇌에서 발생하는 인슐린 저항성이 기억력을 퇴화시키고 차단한다는 말입니다. 2004년에 연구원들은 당뇨환자들이 알츠하이머병에 걸릴 위험이 65% 더 높다고 밝혔습니다.

존스홉킨스 대학Johns Hopkins University은 2007년 보고서에서, 당뇨환자의 70% 이상이 당뇨망막병증Diabetic Retinopathy을 앓고 있다고 발표했습니다. 당뇨망막병증이란 당뇨병으로 인해 망막의 미세혈관에 손상이 생겨 시력이 저하되거나 실명을 유발하는 질환입니다. 당뇨망막병증은 망막의 손상이 특징입니다. 그 외에 다른 당뇨 합병증으로는 신경 손상·피부 손상·잇몸 손상·치아 손상 등이 있습니다. 머지않은 시기에 합병증으로 인한 사망의 주요 원인으로서 당뇨병이 심장병과 암을 모두 넘어설 것으로 추정됩니다.

당뇨는 도대체 왜 생기는 것일까?

우리의 몸은 약 60~100조 개의 세포로 구성되어 있습니다. 이 모든 세포는 각종 기능을 수행하기 위해 에너지가 필요합니다. 신체의 주요 에너지원은 포도당입니다. 이 포도당은 탄수화물(당과 녹말)이 포함된 음식을 소화해서 만들어집니다. 이 포도당은 혈액을 순환하며 에너지원으로 작용합니다.

포도당은, 췌장의 베타 세포에서 생성되는 인슐린을 만날 때 비로소 세포 속으로 들어갈 수 있습니다. 인슐린은, 포도당이 세포로 들어가는 대문의 열쇠 역할을 하는 셈입니다. 인슐린이 충분히 생성되지 않거나 포도당이 인슐린을 더 이상 인식하지 못하면, 세포 속으로 들어가지 못하고 결국 문 앞에서 대기하는 수밖에 없습니다. 포도당 전달을 담당하는 인슐린이 상대적으로 부족하기 때문에, 혈액 속으로 과도한 포도당이 떠돌게 되는데 이를 당뇨병이라고 부릅니다.

혈당	**125 이상**	**= 당뇨병**
혈당	**110~125**	**= 당뇨병 전단계**
혈당	**95~110**	**= 나쁜 상태**

제1형 당뇨(소아 당뇨병)란 췌장의 베타 세포가 파괴되어 인슐린을 전혀 생성하지 못하는 상태를 말합니다. 많은 의사는 당뇨병이 유전적일 수도 있다고 믿고 있습니다. 그러나 그렇지 않습니다. 그들은 왜 췌장의 베타 세포가 어느 날 갑자기 자살하기로 결심했는지(제1형 당뇨), 혹은 50세 이상의 사람들에게서 갑자기 인슐린 저항성이 증가하는지(제2형 당뇨)에 대한 이유를 잘 설명하지 못합니다. 이 세상의 모든 결과는 근본적인 원인이 있는 법입니다. 인간의 몸은 당뇨병을 일으킴으로써 그 몸의 주인인 당신의 목숨을 죽이려고 하지 않습니다. 인간의 몸은 절대로 당신을 고통스럽게 하고 비참하게 만

드는 데서 이득을 찾지 못합니다. '우리 몸은 항상 우리 편'이라는 사실을 알아야 합니다.

제1형 당뇨환자들은 혈당 수치를 조절하기 위해 인슐린 주사에 의존하는 것이 사실입니다. 이 당뇨병은 어느 연령대에서나 발생할 수 있지만 사춘기 초기에 흔히 발병합니다. 초기 증상으로는 밤에 소변을 자주 보는 것, 어린아이들이 밤에 이불에 오줌을 싸는 것 등이 있습니다.

어린 시절 마시는 우유가 제1형 당뇨병의 위험을 높인다는 과학적 증거가 늘고 있습니다. 2000년 미당뇨병학회지Diabetes에 실린 연구에 의하면, 당뇨병에 걸린 형제가 있는 아이들이 하루에 우유를 0.5L 이상 마시면, 이 장애가 발생할 가능성이 우유를 덜 마신 아이들에 비해 5배 이상 높다는 사실을 밝혀내기도 했습니다. 연구원들은 과도한 단백질이, 췌장에서 인슐린을 생성하는 세포(베타 세포)를 공격한 것이 원인일 수 있다고 의심했습니다.

저는 이 책에서 주로 제2형 당뇨, 즉 성인의 당뇨에 대해서 당신과 토론할 것입니다. 제2형 당뇨의 경우, 체내 지방이 세포막을 덮어 인슐린 기능을 방해하는데, 이에 췌장은 점점 더 많은 인슐린을 생성하지만, 췌장이 과도한 작업량에 시달리다 결국 싸움에서 지고 나중에는 인슐린 생산이 부진해져서, 혈류 내 포도당이 상승하기 시작합니다.

제1형이나 제2형 모두에서, 인슐린 부족과 인슐린 저항성으로 인해 혈류 내 포도당이 상승합니다. 결국 소변으로 넘쳐흐르게 되는데 이를 당뇨糖尿라고 부릅니다. 소변에 당이 지나쳐서 부르는 이름입니다. 당뇨병의 초기 증상으로는 빈뇨, 무기력증, 과도한 갈증, 그리고 허기 등이 있습니다. 저는 이 책에서 가능하면 제1형 당뇨에 대해서는 가급적 언급을 자제하고 성인 당뇨인 제2형을 중심으로 설명하겠습니다.

현명한 인간의 몸은 이 과도한 포도당을 희석하기 위해 최선을 다합니다. 방법은 물을 끌어들이는 것입니다. 당뇨환자들이 자주 물을 마시는 이유입니다. 이것은 자연치유의 과정입니다. 과도한 당은 밖으로 빼고 물로 희석해서 평형을 찾으려는 자연치유의 현상이라는 점이 중요합니다. 그래서 제가 '우리 몸은 항상 우리 편'이라고 주장하는 이유입니다.

2형 당뇨병은 50세 미만 미국인의 약 3~5%에서 발생하며, 50세 이상에서는 10~15%로 증가합니다. 미국 당뇨환자의 90% 이상이 2형 당뇨병입니다. 성인 당뇨병이라고도 불리는 이 형태의 당뇨병은 비만하거나 운동을 충분히 하지 않는 사람들에게 가장 흔히 발생합니다. 당뇨병 발생률의 폭발적 증가는 지난 25년간 미국에서 비만 인구가 급증한 것과 똑같은 추세를 보였습니다. 비만이 당뇨를 부르고 당뇨가 비만을 다시 부른다는 말입니다.

건강한 식습관을 유지하고 규칙적으로 운동하며 체지방률이 낮은 사람들에게는 당뇨병이 거의 발생하지 않습니다. 식량이 부족하고 고칼로리 식품이 없었던 19세기에는 이 질병이 거의 존재하지 않았습니다. 미국에 거주하는 아메리카 원주민·히스패닉·인도인·흑인 등의 혈통에서 더 흔히 나타납니다. 그러나 당뇨병을 유발하는 식단의 영향으로부터 완전히 자유로운 인종은 없습니다. 전 세계적으로 당뇨병이 폭발적으로 증가하고 있는데, 이는 인류 역사상 처음으로 대량의 가공식품과 동물성 식품에 노출되고 있기 때문입니다.

거기에다 몸을 움직이지 않고 앉아서 하는 직업이 늘어나면서 당뇨와 함께 비만과 심장병이 폭발적으로 증가하고 있습니다. 대부분의 국가는 약물로 이 문제를 해결하려 시도해 왔습니다. 미국의 경우 65세 이상 인구의 51%가 하루에 5가지 이상의 처방약을 복용하고 있습니다. 살이 찌면 병이 생기고 병이 생기면 살이 다시 찌는 악순환의 연속입니다. 정상 체형에서 불과 2~3kg만 더 나가는 것으로도 당뇨병으로 이어질 수 있습니다.

특히 가난한 사람들이 더 당뇨에 취약합니다. 그들은 햄버거·프라이드치킨·파스타 등, 정제된 단 음식과 고도로 가공된 값싼 정크푸드로 식단이 구성되어 있기 때문에 특히 위험합니다. 미국의 흑인들은 백인들에 비해 당뇨병에 걸릴 위험이 60%나 높고, 히스패닉계 미국인들은 90%나 더 높습니다.

우리 몸은 항상 약알카리 상태(pH7.3~7.45)를 유지하려는 성질이 있습니다. 우리 몸의 세포들은 산성에다가 표백되고 가공된 음식을 좋아하지 않습니다. 거기에다 에너지가 거의 없는 당분(빈 칼로리)을 더더욱 좋아하지 않습니다.

가공된 음식이 몸으로 들어오면 당신의 세포는 스스로 보호하기 위해 시스템을 가동합니다. 그러니까 가짜 당분을 거부한다는 말입니다. 결과는 선택의 여지가 없이 혈액 속에 남게 됩니다. 그래서 생긴 혈당의 증가는 췌장에 의한 인슐린 분비량을 더욱 늘리고, 이는 다시 더 많은 세포의 문을 닫게 하고 혈당을 더 올립니다. 이러한 상태를 인슐린 저항성이라고 하는데, 이 상태가 계속되는 것이 당뇨입니다.

과도한 체지방이 당뇨병의 가장 큰 원인이라는 연구 결과 또한 속속들이 발표되고 있습니다. 저 또한 수천 명의 환자를 진료하며 같은 결과를 내놓고 있습니다. 체지방을 감량하면서 신체 조직 내 미량 영양소 수치를 높게 유지하면 대부분 당뇨는 완치되었습니다. 저는 확신을 가지고 자신 있게 말씀드릴 수 있습니다.

미량 영양소(비타민과 미네랄과 파이토케미컬 등) 가득한 음식을 몸속 세포에 공급해 주면 당뇨뿐만 아니라 비만까지 저절로 해결된다는 저의 결론은, 각종 과학적 연구에서도 확인되었습니다.

제 환자들 대부분은 체중이 크게 감소하기 전에 당뇨병이 먼저 사라졌습니다. 과도한 지방으로 몸이 혹사당하지 않으면 우리 몸의 세포는 인슐린에 민감해지고 정상적으로 작동하게 됩니다. 미량 영양소를 많이 섭취하면 몸속 지방이 사라지고, 그동안 과도한 인슐린을 생산하느라 지쳤던 베타 세포들이 생생하게 살아나서 당뇨가 사

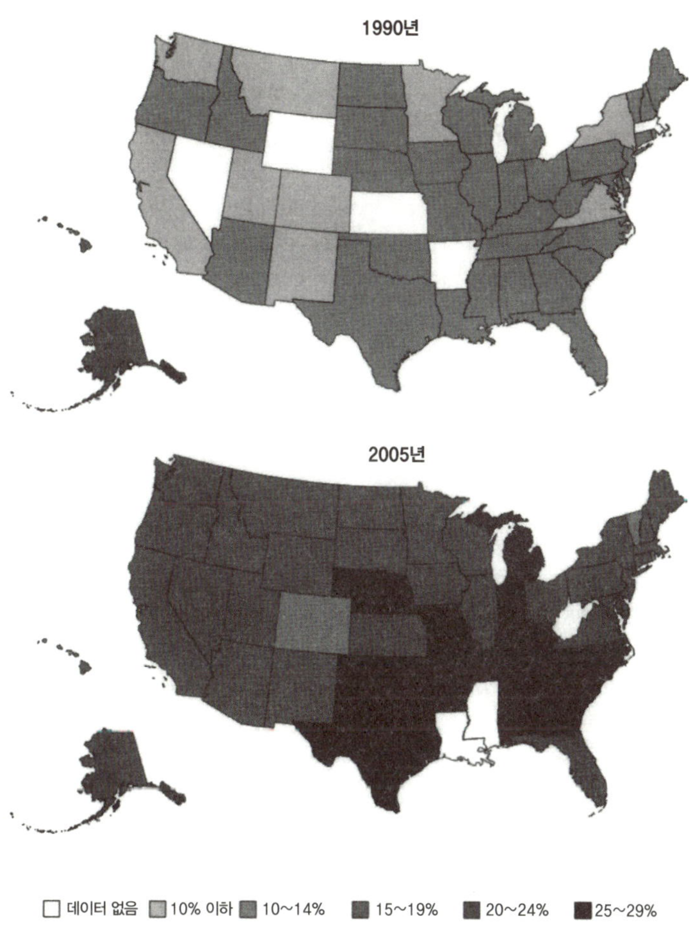

라지는 원리입니다. 지쳐버린 베타 세포들이 상실된 기능을 되찾을
수 있게 합니다.

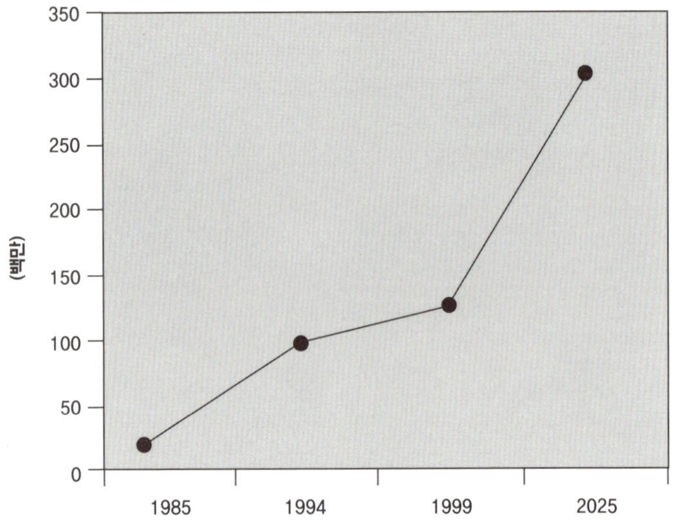

제2형 당뇨(성인 당뇨)는 서서히 발병하고 식이요법으로 조절이 가능한 데다가 수년에 걸쳐 진행되므로 얼마든지 치료가 가능합니다. 그러나 치료하지 않고 내버려두면 심장마비·감염·절단·실명·뇌졸중 등이 발생할 수 있으니 위험해지기 전에 반드시 완치하시기를 바랍니다. 제가 성심껏 도와드리겠습니다.

당뇨는 단순히 '혈당 수치 상승'만을 의미하지 않습니다. 시력 저하와 졸음과 구토 등 단순한 불편으로 시작해서 결국 다양한 합병증을 유발합니다. 심장마비와 뇌졸중뿐만 아니라 우울증과 암의 원인이 된다는 점도 분명히 알아야 합니다.[2]

당신이 운동과 음식조절을 효과적으로 하면 이렇게 변하게 됩니다.

- 혈당 수치가 안정됩니다.
- 첫 주 평균 50% 약물을 줄이게 되고, 6개월 내 100% 약물을 끊을 수 있습니다.
- 첫 주 만에 인슐린을 끊을 수 있습니다.
- 정상적이고 날씬한 체중이 유지됩니다.
- 합병증 없이 정상 수명이 유지됩니다.

목표는 당뇨를 완치시켜 정상으로 돌아가는 것입니다. 즉, 약물 없이도 혈당 수치가 100 미만으로 유지되는 상태를 의미합니다. 그러나, 당뇨를 앓은 적이 있다면 옛날의 식습관으로 돌아갈 경우, 체중이 다시 증가하거나 당뇨가 재발할 수 있다는 점을 명심하시길 바랍니다. 세가 세시하는 식난은 일시적인 것이 아니라 영구적인 식습관입니다.

혈당이 한동안 높았다면, 혈당이 정상 수치에 가까워져도 몸이 적응하는 과정에서 다소 불편함(몸살 등)을 느낄 수 있습니다. 따라서 혈당 강하 약물을 과다하게 투여하지 않도록 주의를 기울여야 합니다. 저혈당 반응을 막는다고 간식을 먹으면 안 됩니다. 또한 약물의 용량은 점차 줄여야 합니다. 약물 용량을 약간 부족하게 하는 것이 과다 투여하는 것보다 낫습니다. 환자가 저혈당 증상이 있어 간식을 먹어야 하는 상황이 발생하는 이유는, 의사가 환자에게 약물(인슐린과 설포닐우레아 등)을 과다 투약했기 때문입니다.

미당뇨병협회ADA나 일반 병원에서 추천하는 식단은, 섬유질이나 미량 영양소 성분이 부족하기 때문에 음식에 대한 강박관념이 생깁니다. 따라서 저는 이러한 식단을 추천하지 않습니다. 생리적으로 포만감을 주지 않는 소량의 음식을 섭취하려는 노력은 거의 효과가 없습니다. 오히려 재앙을 불러올 수 있습니다.[3]

제가 추천하는 식단은 채소 · 콩 · 버섯 · 양파 · 토마토 · 고추 · 통곡물류 · 씨앗류 · 견과류를 기반으로 한 채식주의자 식단입니다. 우리는 이것을 자연식물식이라고 부릅니다. 이 자연식물식을 꾸준히 실천하시면 살을 빼고 각종 질병을 물리치며 평생 당뇨병 없이 살 수 있습니다. 이 프로그램(펄먼 박사의 자연식물식)을 통해 30년간 임상 경험을 쌓은 결과, 당뇨환자의 90% 이상이 첫 달 안에 인슐린 투여를 중단할 수 있음을 확인했습니다. 평생 친구처럼 지내라던 바로 그 당뇨와 불과 1달 만에 이별할 수 있다는 말입니다.

2장

당뇨와 친구처럼 지내지 말라

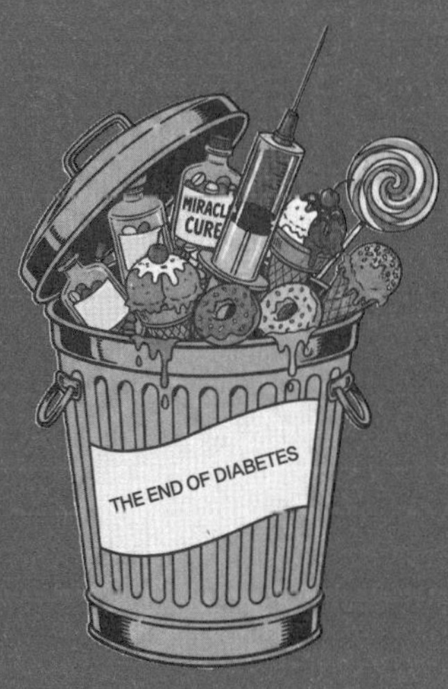

저는 환자들을 채식주의자(자연식물식)로 바꾸고,
불과 6주 내에 당뇨에서 해방되게 만든 수많은 경험이 있습니다.
인슐린 주사는 환자의 회복을 막는 가장 큰 원인입니다.

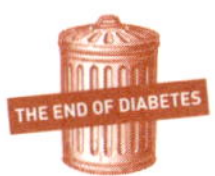

58세 남성 짐 케니Jim Kenney는 뉴서시주 소재 세인트 바나바스 병원 Barnabas Hospital의 신장내과 전문의 소개로 제 진료실에 찾아왔습니다. 첫 진료 당시 짐의 체중은 121kg였으며, 하루에 175유닛의 인슐린(매우 높은 용량)을 투여받고 있었습니다. 그는 이미 두 차례의 심장마비를 겪었고, 오른쪽 발목에 샤르코마리투스병CMT(말초신경질환) 등 각종 당뇨 합병증을 겪은 상태였습니다.

엄청난 양의 인슐린과 6가지 이상의 각종 약물을 복용했음에도 그의 혈당 수치는 350~400 사이를 오갔습니다. 그는 병원의 영양사가 제시한 당뇨에 최적화된 식단을 어김없이 준수하고 있다고 덧붙였습니다. 첫 상담에서 저는 새로운 식단을 제시했고 그 자리에서 인슐린 용량을 하루 130유닛으로 줄였습니다.

그날 이후 짐과 계속해서 전화로 상담을 진행했으며, 저는 인슐린을 계속 줄일 것을 권장했습니다. 1주가 채 되지 않아서 그의 혈당 수치는 80~120으로 줄었고 체중은 5kg 줄었으며 인슐린 또한 하루 63유닛으로 낮출 수 있었습니다. 2주가 지나자 체중이 8kg 정도 줄었으며 혈압약을 완전히 중단했고 인슐린도 58유닛까지 낮추었습니다. 1달이 지나면서 인슐린 투여를 완전히 중단했으며 체중은 12kg 정도 줄었습니다. 혈압약과 인슐린 없이도 그의 혈당 수치는 잘 조절되었고 혈압도 정상을 찾았습니다. 5개월이 지나자 짐은 무려 30kg 가까이 체중을 감량했고 혈압과 콜레스테롤 등 모든 수치가 완전히 정상을 되찾았습니다.

위의 이야기는 단순히 자연식물식의 위대함을 증명하는 것뿐 아니라, 기존의 관습적이고 통념에 입각한 당뇨 치료의 식이요법이 얼마나 위험한지 또한 증명해 주고 있습니다. 의사와 영양사들이 추천하는 관습적인 식이요법은 매우 위험하다고 저는 늘 강조합니다. 신장내과 전문의가 짐을 저에게 소개해 주지 않았더라면 짐은 지금쯤 사망했을 가능성이 높습니다.

지방이 당뇨에 치명적이라는 사실을 사람들은 잘 모른다

앞에서 언급했듯이 체중이 무거울수록 당뇨병에 걸릴 위험이 커집니다. 어떤 환자들의 경우, 약간의 지방만 늘어나도 당뇨병이 악화될 수 있습니다. 우리 몸의 세포는 포도당이라는 연료가 들어가야 비로소 활동을 개시합니다. 이 연료가 세포에 들어가려면, 췌장의 베타 세포에서 생성되는 인슐린이라는 가이드가 반드시 필요합니다.

포도당은 혼자의 힘으로 세포 안에 들어갈 수 없다는 사실을 명심하십시오. 당신의 몸에 지방이 1~2kg만 증가해도 인슐린의 능력은 현저하게 저하됩니다. 그것은 마치 사막을 건너게 하는 가이드에게 무거운 배낭을 들게 하는 것과 같습니다. 다음 페이지 그림처럼 지방은 인슐린과 포도당이 세포 안으로 들어갈 때 방해물 역할을 하게 됩니다. '지방이 범인'이라는 말입니다.

그러나 몸에 약간(약 2~3kg 정도)의 과잉 지방만 있어도 인슐린이 포도당을 세포로 운반하는 능력을 방해합니다. 몸에 지방이 쌓이면 인슐린 기능이 서하되어 포도당이 세포로 늘어가기 어려워집니다. 지방은 여러 경로를 통해 인슐린 작용을 방해합니다. 지방세포에서 방출되는 유리지방산**FFA**은 간과 근육에서 인슐린 저항성을 촉진하는 물질로, 이 지방산은 지질에 독성이 있는 물질로 알려져 있습니다. 혈류 내에 떠도는 과잉 지방은 세포 외막에서의 인슐린 결합을 차단하고, 정상적인 근육 세포 기능과 에너지 생산 기능을 방해합니다. 세포의 에너지 생산이 저하되면 더 많은 인슐린이 필요해집니다.

이 독성 가득한 지질(유리지방산)은 심장에도 영향을 미쳐 부정맥을 유발하고 심부전의 위험을 증가시킵니다. 이 지방세포는 또한 인슐린 호르몬에 결합하여 그 활동을 차단하는 결합 단백질을 생성합니다. 이 지방세포에서 생성된 분자 중 일부는 근육 세포가 인슐린에 둔감해지도록 만듭니다. 당연히 인슐린이 포도당 흡수를 촉진하는 효과를 감소시킵니다. 이러한 모든 문제를 극복하기 위해 현명한 우리 인간의 몸은, 췌장에서 추가 인슐린을 생산하도록 명령합니다. 체중이 증가하면 췌장의 인슐린 생성을 담당하는 베타 세포(인슐린을 분비하는 췌장 세포)가 극심한 과부하 상태에 이릅니다. 간단히 말해 당뇨병은 인슐린 결핍이 아니라 인슐린 저항성이 높아진 결과로 나타나는 질병입니다.

지방이 많은 음식 섭취하거나, 영양가 낮은 음식(미량 영양소가 적은 음식)을 섭취하거나, 이 때문에 체중이 증가하면 정상적인 인슐린 작용이 이루어지지 않는다는 것이 결론입니다. 특히 비만 상태에서는 당뇨병 유무와 상관없이 더 많은 인슐린이 필요합니다. 그러나 비만 당뇨환자에게 더 많은 인슐린을 투여하면 체중 증가를 촉진하

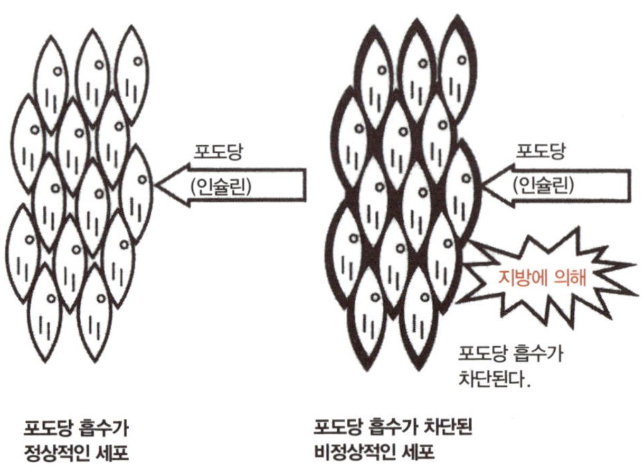

포도당 흡수가
정상적인 세포

포도당 흡수가 차단된
비정상적인 세포

여 상태를 악화시키고, 결과적으로 당뇨병을 더욱 심화시킬 뿐입니다.

우리 췌장은 필요한 양만큼 인슐린을 분비하도록 설계되어 있습니다. 정상 체중(배꼽 주변 지방의 두께가 약 1cm 정도인 경우)의 사람들은 일정량의 인슐린을 정상적으로 분비합니다. 그러나 지방이 9kg 이상 증가하면 어떻게 될까요? 이제 그들의 몸은 거의 2배에 달하는 인슐린이 필요합니다. 왜냐하면 체내 지방이 앞서 언급한 다양한 메커니즘을 통해 세포로 안내하는 인슐린의 흡수를 방해하기 때문입니다. 이것이 핵심입니다.

체중이 늘면 당뇨가 악화되는 이유

- 혈액을 순환하는 유리지방산(독성 가득한)은 근육 조직의 에너지 생산을 억제하며, 이 때문에 더 많은 인슐린이 필요하게 됩니다.
- 지방세포는 색소상피유래인자**PEDF**를 생성하여 세포가 인슐린에 둔감해지게 합니다.[1]
- 지방세포는 레티놀결합단백질**RBP**을 생성하여, 인슐린이 포도당 운반 단백질을 활성화하는 것을 방해합니다.[2]
- 트랜스 지방과 포화지방은 세포막에 위치한 인슐린 수용체를 변형시켜, 인슐린과 세포의 정상적인 결합을 방해합니다.[3]

당신이 보통 사람보다 20kg 이상 체중이 더 나간다고 가정할 경우, 우리 몸은 엄청난 양의 인슐린을 췌장에서 생성해야 하는데, 그 양이 보통 사람보다 무려 10배 이상 요구됩니다. 2배가 아니라 무려 10배입니다. 그래서 비만이 당뇨의 주범이라고 제가 강조하는 것입니다. 만일 그렇게 뚱뚱한 상태로 몇 년이 지나면 췌장은 말할 수 없을 정도로 피로에 지칩니다. 너무 지쳐서 더 이상 인슐린을 생산할 능력을 상실하게 됩니다. 결국 인슐린 생산이 줄어들고 혈액 속에는 미처 처분하지 못한 포도당으로 가득하게 됩니다. 바로 소변에 당이 가득한 당뇨병입니다.

당뇨환자들은 대부분 계속해서 인슐린을 생산하고 있지만, 정상 체중인 사람들과 비교했을 때 충분하지 않습니다. 뚱뚱한 사람은 마른 사람보다 훨씬 더 많은 인슐린을 분비할 수 있지만, 지방이라는 방해물 때문에 세포 안으로 들어가지 못하고 몸속을 떠돌아다닐 뿐입니다. 저는, 사용하지 못하는 인슐린을 '췌장의 배설물'이라고 부릅니다.

높은 인슐린 수치는 심장마비 위험과 노화를 강력히 예측하는 지표입니다. 따라서 당신이 비록 당뇨환자가 아니라 하더라도 높은 인슐린 수치는 매우 위험합니다. 사실, 인슐린 수치는 콜레스테롤 수치보다 미래의 심장마비를 더 잘 예측하는 지표입니다. 종종 사람들은 첫 심장마비로 응급실에 실려 가서야, 자신의 혈당이 높다는 사실을 처음으로 병원에서 듣게 됩니다. 이 심장마비 환자들은 자신이 당뇨병을 앓고 있다는 사실을 전혀 모르고 있었던 경우가 대부분입니다. 수년간 높아진 인슐린 수치로 인한 심장마비가 당뇨병의 첫 번째 징후였던 셈입니다. 혈당 상승이 뚜렷해지기 전부터 심장의 손상이 이미 쌓여가고 있었다는 말입니다.

당뇨병과 과체중 상태가 지속되면서 췌장의 인슐린 생산 능력은 계속 감소합니다. 소아 당뇨(제1형)와 달리, 성인 당뇨(제2형)의 경우 인슐린 분비 능력이 완전히 파괴되는 경우는 거의 없습니다. 그러나 성인 당뇨환자가 체중을 빨리 줄일수록, 췌장에서 인슐린을 분비하는 세포의 기능이 계속 상승하게 됩니다. 체중이 관건이라는 말입니다.

우리는 지금 당뇨가 유행병처럼 번져가는 시대를 살고 있습니다. 정상 체중에 비해 5kg 정도만 비만이어도 당뇨 증상이 나타날 수 있다는 점이 중요합니다. 혈중 인슐린 수치는 심장마비의 위험성을 가늠하는 좋은 지표입니다. 허리둘레 또한 인슐린 수치를 가늠하는 좋은 지표입니다. 옛날 격언에 '허리둘레가 길수록 생명줄은 짧아진다'(The longer your waistline, the shorter your lifeline)는 밀이 있는데, 옛말에 틀린 말이 없습니다.

영양소가 풍부하고 칼로리가 낮은 식단(자연식물식)을 저는 주장합니다. 일시적으로 체중을 줄이면 혈당과 혈압이 개선되는 것이 사실입니다. 그러나 위 우회술이나 위 밴드술은 위험합니다. 영양실조가 발생하기도 하지만 그런 수술은 모두 일시적이라는 한계에 봉착

합니다. 결국은 위가 늘어나 다시 살이 찐다는 말입니다. 그런 수술을 받는 사람이 식욕이 떨어져 체중이 줄면 당뇨병이 호전되는 경우도 있습니다. 그러나 대부분 시간이 지나 위가 늘어나고 체중이 다시 증가하기 일쑤입니다. 결국 다시 당뇨병에 다시 걸리게 됩니다. 최근 연구에 따르면 당뇨환자가 체중을 10kg만 줄여도 평균 사망률이 25% 감소하고 수명이 현저히 연장되는 것으로 확인되었습니다.[4] 수명에는 당뇨와 체중이 관건이라는 말입니다.

우리 인간들은 영양학의 위대함에 대해 학교에서도 사회에서도 충분히 배우지 못합니다. 병원이나 제약회사 입장에서는, 그 위대한 영양학이 오히려 사업에 방해물이 될 뿐입니다. 전 세계 약대나 의대에서 영양학을 가르치지 않는다는 사실을 아는 사람이 거의 없는 이유입니다.

미량 영양소로 가득 찬 채식 위주의 식단은 체중을 감량할 뿐만 아니라 우리 몸의 병든 세포를 빠르게 복구합니다. 각종 연구 결과에 따르면, 체중을 감량하고 신체의 면역력을 회복시키는 미량 영양소에는 놀라운 식물성 화합물인 파이토케미컬**Phytochemical** 때문으로 알려졌습니다.[5] 파이토케미컬이란 식물성을 뜻하는 파이토**Phyto**와 화합물을 뜻하는 케미컬**Chemical**의 합성어입니다.

우리 어리석은 인간은 참지 못하는 경향이 있습니다. 자연의 법칙이 그렇고 세상의 이치가 그렇듯이 진정으로 훌륭한 것들은 어느 정도 시간이 필요합니다. 당연히 채식 위주의 식단으로 결과를 내려면 어느 정도의 노력과 시간이 필요합니다. 주사 한 방이나 약물 한 줌으로 당장 효과를 내는 '반짝 요법'이 아니라는 말입니다. 세상에는 당뇨병을 위한 수많은 비법과 약물과 수술이 존재하는 것도 사실입니다.

그러나 시간이 지나면서 제가 주장하는 채식 위주의 식단이, 체중을 감량하고 콜레스테롤을 낮추고 당뇨병을 치료하는 최고의 방법으로 입증되었습니다. 지금 당신이 당뇨로 고생하면서 지긋지긋한 약물을 내던지고 싶다면 바로 이 방법이 최선이라고 저는 자신 있게 말할 수 있습니다. 제가 주장하는 영양학적 접근법은 단순히 식단을 적당히 개선하는 것이 아닙니다. 조금씩 조금씩 절제하는 방법이 아니라 완전히 식단을 바꾸는 방법입니다. 그렇다고 걱정하실 필요는 없습니다. 영양학적으로 우수한 음식들이 당신의 미각을 충분히 만족시킬 것입니다. 배부르게 마음껏 먹을 수도 있습니다. 들판의 야생동물들이 맛있고 배부르게 음식을 먹고 비만과 질병에서 자유롭게 살 수 있는 바로 그 방법입니다.

약물은 당뇨에 수류탄처럼 위험하다

대부분의 의사와 환자들은 빠른 치료법을 원합니다. 그 빠른 치료법은 혈당을 낮추는 약으로 구성되어 있습니다. 물론 그 약들은 '일시적으로' 당신의 증상을 조절하고 혈당을 낮출 수는 있습니다.

그러나 장애의 원인을 해결하는 데는 아무 도움이 되지 않습니다. 혈당을 낮추는 약물의 문제는, 시간이 흐르면서 그 효과를 잃게 되고 더 독한 약물과 수술이 당신을 기다리고 있다는 사실입니다.

당뇨환자들은 기본적으로 과체중입니다. 당신이 앞에서 배운 바와 같이 과체중 또한 당뇨병의 주요 원인입니다. 그런데 인슐린 치료가 체중을 증가시킨다는 사실에 대해 아는 사람은 많지 않습니다. 이미 과로한 췌장에 더 많은 인슐린을 강제로 생산하도록 약물을 투여하는 것이 어찌 좋은 일일 수 있겠습니까? 악순환의 연속일 뿐입니다. 당뇨환자들은 체중이 증가함에 따라 점점 더 많은 인슐린이나 각종 약물이 필요하게 됩니다.

저를 처음 방문하는 환자들은 대개, 엄청난 양의 인슐린과 약물을 투여하는데도 혈당조절이 힘들다고 호소합니다. 이분들은 많은 약물을 복용하고 있음에도 여전히 과체중입니다. 마치 안전핀을 제거한 수류탄을 들고 다니는 것처럼, 언제든 터질 준비가 되어 있는 상태입니다. 과체중 · 고콜레스테롤 · 고혈압 · 염증 등을 가지고 있는 환자에게 과잉 인슐린을 투여하면 동맥경화를 촉진하며, 이는 결국 심장마비와 뇌졸중으로 이어집니다. 연구에 따르면 높은 인슐린 수치는 당뇨가 없는 환자에게도 동맥경화를 촉진합니다. 당연히 당뇨환자에게 과잉 인슐린의 영향은 더욱 심각합니다.

치료 중인 당뇨환자 154명을 대상으로 한 연구에서 혈관 질환은 인슐린 수치가 가장 높은 환자군에서 가장 심했습니다.[6] 인슐린이 체내에서 자체 생성되었는지 주사로 투여되었는지 여부는 큰 차이가 없었습니다. 당뇨환자에게 인슐린을 투여하는 것이 얼마나 위험한지를 보여주는 사례는 산처럼 쌓여 있습니다. 당뇨환자들이 인슐린을 투여받은 경우(경구용 당뇨병 약물을 투여받은 환자와 비교했을 때) 심장마비로 인한 사망 위험이 3배나 증가했습니다.[7]

인슐린 투여는 악순환을 만들어 내어 당신의 수명을 단축시킵니다. 인슐린은 혈관 벽 세포로 콜레스테롤을 이동시켜 심장마비와 뇌졸중 위험을 증가시킨다는 사실을 아셔야 합니다. 당뇨환자의 사망 원인 중 거의 80%가 동맥경화, 특히 관상 동맥(심장동맥) 질환 때문입니다.

환자를 구하겠다는 선의를 가진 의사조차, 더 많은 인슐린을 처방함으로써 문제를 악화시키는 경우가 많습니다. 과잉의 인슐린은 심장병 · 체중 증가 · 당뇨병 악화만을 유발하는 것이 아닙니다. 과잉 인슐린은 암 발병의 위험도를 높입니다. 인슐린이나 췌장에 더 많은 인슐린 분비를 촉진하는 설포닐우레아Sulfourea 계열의 약물에 노출된 당뇨환자들은, 여러 부위에서 암 발생률이 현저히 증가한다는 보

고서도 이미 나와 있습니다.[8]

　그것뿐만이 아닙니다. 예를 들어 인슐린이나 아크토스Actos나 아반디아Avandia 같은 티아졸리딘디온Thiazolidinediones 계열의 약물은 체중 증가와 다리 부종과 황반부종(안구질환)을 유발하는 등, 특정 질환의 발생률을 극적으로 증가시키는 것으로 2009년 4월호 미안과학회지American Journal of Ophthalmology에 이미 명확히 보고된 바 있습니다. 세상의 모든 약물은 위험하다는 사실을 다시 한번 강조합니다.

　최근 브리티시 의학저널British Medical Journal에 게재된 연구에서, 9만 명 이상의 당뇨환자를 대상으로 조사한 결과, 설포닐우레아 계열 약물을 처방받은 당뇨환자에서 심부전을 비롯한 각종 질병에 의한 사망률이 현저히 높은 것으로 나타났습니다.[9] 설포닐우레아는 당뇨병 치료에 가장 흔히 처방되는 약물 중 하나입니다. 2012년 내분비학회 연례 회의에서 보고된 최근의 연구에서, 단일 요법(단일 약물만 복용) 중인 당뇨환자 23,915명을 대상으로 널리 처방되는 당뇨병 약물을 검토했습니다. 연구 결과, 글리피지드Glipizide, 글리부리드Glyburide, 글리메피리드Glimepirmide(모두 설포닐우레아 계열)를 복용한 환자들의 사망률은 메트포르민Metformin 단독 복용군 대비 58~68% 증가한 것으로 나타났습니다. 이 연구는 환자들을 단기간이 아니라 2년 넘게 추적 관찰한 결과로 신뢰도가 높은 것입니다.[10]

　분명히 말씀드려서 식이요법을 중요시하지 않고 약물에 의지하는 현재의 치료 방법은, 전 세계 수억 명의 당뇨합병증과 조기 사망을 불러오고 있습니다. 모든 질병에 '약물과 수술 지상주의'가 만연되어 있습니다. 의사들은 당뇨환자에게서 고혈당·고콜레스테롤·고혈압 등의 수치를 낮추기 위해 약물을 처방합니다. 물론 질병이 악화되거나 조기 사망을 방지하기 위해서라는 사실을 의사인 저도 잘 알고 있습니다. 그러나 바로 이것 때문에 환자에게 잘못된 안전감을 준다는 사실을 잊고 있습니다. 당뇨환자들은 어느 정도 조절된 혈당 수치가 건강하다는 의미라고 오해하기 때문입니다.

약물에 의지하게 되면, 진짜 중요한 '생활 방식과 식습관의 완전한 개선'이라는 핵심에서 방심하게 됩니다. 의사에게 가서 모든 문제마다 약을 처방받는 것은 개인의 책임을 회피하는 무의식적 효과를 가져오며, 환자가 건강을 되찾으려는 동기를 약화시킵니다. 이는 당뇨환자(또는 심장병 환자)에게 애초에 질병을 유발했던 것과 똑같은 생활 방식과 식습관을 유지해도 안전할 것이라는 착각을 하게 합니다.

환자들(그리고 많은 의사)이 이해하지 못하는 것은, '조절된' 당뇨가 장기와 심장을 계속해서 손상시킨다는 사실입니다. 당뇨병은 불가피하게 악화되고, 비극적인 합병증이 발생하며, 환자들은 너무 일찍 사망합니다. 당뇨병을 앓는 성인의 70%는 심장마비와 뇌졸중으로 사망한다는 사실을 아는 사람도 많지 않습니다. 더 심각한 것은 의사들이 당뇨환자에게, 당뇨는 치료하거나 완치할 수 없는 질병이기 때문에 '당뇨와 평생 친구처럼 살면서 관리하는 법을 배우라'고

조언한다는 사실입니다. 이는 의사의 직무를 포기하는 것이며, 평
생 환자와 친구처럼 살면서 친구의 통장 잔액을 갈취해서 제약회사
와 병원의 통장 잔고를 불리는 일이라고 저는 주장합니다.

당신은 평생 당뇨병 없이 살 수 있습니다. 제가 음식으로 치료한
당뇨환자 대부분은 처음 몇 주 안에 인슐린을 끊었습니다. 자연의 원
리에 입각한 음식 습관 때문에 인슐린을 사용했을 때보다 혈당 수치
를 훨씬 낮추었습니다. 날씬한 몸으로 돌아간 것은 당연한 결과물이
었습니다.

병원과 의사의 해법은 완전히 틀렸다

당뇨병 전문의들은 곤경에 처해 있습니다. 그들은 고혈당이 심
장에 부담을 줄 뿐만 아니라 눈과 신장을 노화시켜 신부전이나 실명
과 같은 심각한 합병증을 유발한다는 사실을 잘 알고 있습니다. 그러
나 그들은 환자의 혈당을 낮추기 위해 공격적인 인슐린 요법을 처방
하고 싶어 합니다. 문제는 과도한 인슐린이 동맥경화(심장마비로 이어
짐)와 체중 증가(결국 당뇨병 악화)를 가속화한다는 사실도 그들은 잘
알고 있습니다.

인슐린으로 혈당을 조절하는 것은 위험한 일입니다. 실제로, 혈
당 수치를 모니터링하고 약물을 정밀하게 조절하는 환자들을 장기
적으로 관찰한 연구 결과에 따르면, 더 나은 결과를 얻은 것이 아니

라 사망률이 오히려 증가했습니다. 당뇨를 뿌리째 뽑는 유일한 방법은 살을 빼고 자연의 원리에 맞는 식습관을 유지하고, 약물을 끊는 것입니다. 분명히 말씀드리지만, 당뇨환자가 혈당 수치를 낮추려다가 일찍 사망하는 것은 약물 사용의 증가 때문입니다.

2008년 2월 6일, 미국립심장·폐·혈액 연구소National Heart, Lung, and Blood Institute는 당뇨환자를 병원에서 집중적으로 치료할수록 사망 위험이 증가한다는 결과가 나오자, 당뇨병 심혈관 위험 관리 연구Action to Control Cardiovascular Risk in Diabetes를 중단했습니다. 저는 이 연구 결과에 대한 그들의 논평을 읽어본 적이 있었습니다. 나는 그 논평에서, 그 연구자들이 왜 이런 일이 발생했는지 여전히 이해하지 못하고 있다는 사실을 알 수 있었습니다. 의사들은 여전히 당뇨를 위한 마법의 약물 조합을 찾고 있었습니다. 약물이 당뇨를 효과적으로 치료할 수 없다는 사실, 즉 건강에 해로운 생활 습관과 식단의 부작용일 뿐이라는 사실을 여전히 이해하지 못하고 있습니다.

식욕을 증가시키고 체중 증가를 유발하고 각종 부작용을 일으키는 더 강력한 약물을 투여하는 것은, 결코 당뇨에 대한 결코 올바른 접근 방식이 될 수 없습니다. 어떤 약물도 식단과 생활 습관 개선만큼 효과를 낼 수 없다는 것이 저의 30년 임상경험의 변치 않는 결과물입니다.

물론 대부분의 의사는 살을 빼고 자연식을 하는 것이 당뇨 치료에 최적의 방법이라는 데는 동의할 것입니다. 그러나 그들은 체중 감량에 대해 잘 알지 못하고, 환자의 변화를 유도하는 방법도 잘 알지 못하며, 환자가 실제로 그렇게 할 것으로 생각하지도 않습니다. 물론, 의사의 개입으로 상당히 살을 빼는 경우 긍정적인 결과가 나오기도 합니다. 앞서 언급했듯이 위 우회술을 받은 당뇨환자는 단기적으로 당뇨병이 호전됩니다.[11] 그러나 문제는 '장기적인 평생 당뇨 없는 삶'을 살 수 있느냐 하는 점입니다.

제가 주장하는 자연식물식을 실천한 후 대부분의 환자는 약물 복용을 중단할 수 있었고 '장기적으로' 당뇨를 뿌리째 뽑을 수 있었습니다.[12] 자연식물식으로 단순히 체중을 줄였기 때문에 당뇨가 사라진 것은 아닙니다. 이 자연식물식의 특징은 체중 감량만으로는 달성할 수 없는 췌장의 기능을 혁신적으로 개선했고, 결과적으로 인슐린 저항성 감소에 막대한 영향을 미칩니다. 이처럼 미량 영양소가 가득한 자연식물식 식단은 섬유질이 가득해서 대변량이 증가하며, 콜레스테롤 저하 및 항염증에도 획기적인 효과를 발휘합니다. 저를 찾아온 마른 체형의 인슐린 의존성 소아 당뇨(제1형) 환자도 인슐린 필요량을 약 절반으로 줄일 수 있습니다. 혈당조절이 크게 개선되었고 각종 위험에서 벗어날 수 있었습니다.

안타깝게도 미당뇨병협회 및 대부분의 의사와 영양사들은 관습적으로 당뇨환자에게 위험한 조언을 하는 경향이 대부분입니다. 더 심각한 것은 그들이 권장하는 식단이 당뇨환자의 체중 감량에 별 효과가 없다는 사실입니다. 그들은 단지 당신의 혈당을 측정한 후 인슐린 용량을 변경하거나 다른 약물 투여할 시점을 판단하는 것 정도입니다. 미당뇨병협회는 질병 예방을 위한 영양 식단을 장려하는 대신, 질병을 유발하는 식습관을 아무 생각 없이 제공합니다. 예를 들어, 미당뇨병협회 웹사이트에는 이런 내용도 있습니다.

지침1 : 건강한 식단과 운동과 병행한다면, 단 음식과 디저트는 당뇨환자도 섭취할 수 있습니다. 당뇨병이 없는 사람보다 당뇨환자에게 단 음식과 디저트가 더 이상 금기시되는 것은 아닙니다.

지침2 : 대부분의 경우 제2형 당뇨병은 진행성 질환입니다. 처음 진단 받았을 때, 많은 제2형 당뇨환자는 약물로 혈당을 건강한 수준으로 유지할 수 있습니다. 그러나 시간이 지남에 따라 신체는 점차 인슐린을 덜 생성하게 되고, 결국 약물만으로는 혈당 수치를 정상으로 유지하기에 충분하지 않습니다. 인슐린을 사용하여 혈당 수치를 건강한 수준으로 유시하는 섯은 좋은 일이며, 나쁜 일이 아닙니다.

미당뇨병협회의 지침은 완전히 틀렸습니다. 이 지침을 아무 생각 없이 충실히 이행한 당뇨환자들은 단 음식을 먹어 체중이 증가하고 ➡ 그로 인해 기능이 저하된 췌장을 더 강하게 작동하게 하는 약물을 복용하며 ➡ 결과적으로 더 많은 약물을 복용하게 되고 결국 다량의 인슐린이 필요하게 됩니다. 미당뇨병협회는 결국 제약회사의 홍보대사로 전락한 셈입니다. 그들은 '매우 비만한 사람들을 대상으로 체중 감량을 유도하는 것은 거의 불가능하므로, 체중 감량을 명시하는 대신 대사 조절을 목표로 해야 한다'라고 명시했습니다.

이는 '식단을 바꾸는 것은 효과가 없으므로, 약물만 투여하고 환자의 상태가 악화되는 것을 지켜볼 뿐이다'라는 말의 이중적인 표현일 뿐입니다. 이처럼 관습적이고 통념적인 의료 행위를 하는 의사들이 환자의 생명을 위협하고 있습니다. 문제는 대부분의 의사가 '식사가 당뇨를 어떻게 치료하는가'라는 명제에 대해 거의 관심이 없을뿐더러, 그것을 제대로 이해하지 못한다는 사실입니다.

당뇨환자는 어떻게 높은 혈당 수치를 '안전하게' 낮출 수 있을까요? 콜레스테롤과 혈압을 낮추고, 체중을 감량하면서 위험한 약물 복용을 피하려면 어떻게 해야 할까요? 가장 효과적으로 알려진 혈당강하제는 '장기적으로' 가장 위험합니다. 당뇨환자에게 가장 좋은 처방은 약물이 아니라 식단과 운동입니다. 이것이 콜레스테롤과 중성지방을 낮추고, 체중과 혈당과 혈압을 낮추는 유일한 방법이라는 점을 분명히 말씀드립니다.

영양이 풍부한 고영양 식단(자연식물식)은 혈관과 장기의 염증을 낮추는 효과까지 가지고 있습니다. 이는 저영양 식단(육류과 정제식품)에서는 본질적으로 작동하지 않는 자가 회복 메커니즘을 가능하게 합니다. 자연식물식을 통해 각종 약물에서 해방되어 가는 전 과정을, 수천 명의 당뇨환자를 통해 30여 년 동안 제 눈으로 똑똑히 지켜

볼 수 있었습니다.

한 번 당뇨는 영원한 당뇨?

병원과 의사는 '한 번 당뇨는 영원한 당뇨'(Once a Diabetic, Always a Diabetic)라고 말합니다. 이 말은 미해병대의 구호인 '한 번 해병은 영원한 해병'(Once a Marine, Always a Marine)에서 빌려온 구호입니다. 그러나 저는 이 구호는 거짓말이라고 강하게 부정합니다. 당뇨는 평생 관리해야 하는 친구가 아닙니다. 인생에서 완전히 제거할 수 있습니다. 당뇨 치료를 위해 약물을 사용하는 것은 마약 중독자에게 마약을 선불하는 것과 같습니다. 적당한 운동과 함께 영양이 풍부하고 안전한 자연식물식이, 당뇨를 인생에서 완전히 몰아내는 가장 효과적인 방법입니다. 아래 공식은 당뇨뿐 아니라 당신의 모든 질병을 몰아내고 날씬한 몸으로 다시 태어나게 하는 인생 공식입니다.

비만과 질병의 치료(H)= 영양소(N) / 칼로리(C)

Health = Nutrients / Calories

당신이 한 달 정도 꾸준히 자연식물식을 실천하면 처음 당신에게 '당뇨와 친구처럼 지내라'고 말했던 의사로부터 다음과 같은 말을 듣게 됩니다. "어떻게 된 일인가요? 혈압약과 콜레스테롤약을 먹지 않아도 되겠네요.", "무슨 일이 있었나요? 스트레스 검사 결과가 정상으로 나왔네요.", "엄청난 변화네요. 경동맥 초음파 검사에서 플라크가 더 이상 보이지 않네요." 이런 말들은 제가 매일 진료실에서 하는 말들입니다. 비록 병원 수입이 줄어들더라도, 환자들이 건강을 회복해서 더 이상 약물과 병원이 필요 없게 되는 모습을 보는 것은 의사로서 최고의 보람입니다.

안타깝게도 상업자본주의 시스템은 환자의 건강보다는 '자본의 축적'을 따라 움직이는 시스템입니다. 대부분의 의사는 당신이 건강해지기를 원하는 것도 사실입니다. 그러나 의사 역시 시스템에서 벗어날 수 없다는 사실을 당신은 알아야 합니다. 어떤 의사가 약물보다 운동과 식단을 바꾸라고 말한다면, 그 시스템은 그를 퇴출할 것이기 때문입니다. 그 시스템에서 길들여진 대부분의 의사는 약물만이 유일한 해결책이고 '당뇨와 평생 친구가 되어야 한다'는 논리에 갇힐 수밖에 없습니다. 과도한 약물을 처방한 후 건강이 계속 악화되는 환자를, 팔장을 끼고 쓸쓸히 바라보는 의사의 모습, 바로 이것이 병원을 통한 당뇨 치료의 전형적인 한 장면입니다.

의사들도 더 효과적인 다른 선택지가 있다는 사실을 모르는 경우가 많습니다. 이 모든 과정에서 당뇨환자들은 '평생 고생'이라는 우물에 빠져 허덕일 수밖에 없습니다. 우리의 의료 시스템은 돈이 안 되는 자연의 원리가 아니라, 돈이 되는 무지에 기반을 두고 있습니다. 자연의 법칙을 기본으로 한 자연식물식은 현대의학보다 훨씬 안전하고 효과적입니다. 이것은 이미 널리 알려져 있으나 돈이 되지 않을 뿐입니다.

서구식 식단(육류와 공장음식을 기반으로 한)이 질병과 비만의 범인이라는 점은 명확해졌습니다. 그러나 우리가 범인을 알았다는 것은, 평생을 건강하게 살 수 있는 기회이기도 합니다. 약물과 수술을 권장하는 이 시스템에서 '음식으로 치료하라'는 의사를 찾기는 참으로 힘든 일입니다. 그러나 질병은 당신의 문제입니다. 의사도 약물도 돈도 당신을 치료할 수 없습니다. 당신이 알지도 못하는 주식에 전 재산을 투자할 수 없듯이, 돈보다 더 중요한 목숨을 알지도 못하는 시스템에 맡길 수는 없는 일입니다.

아무도 책임을 지지 않습니다. 죽는 것도 당신이고 사는 것도 당신입니다. 당신의 몸을 책임질 사람은 바로 당신 자신이라는 점을 분명히 깨달아야 합니다. 잘못된 곳에 투자해서 전 재산을 날려도 당신 책임이듯이, 잘못된 곳에 당신의 목숨을 맡겨서 질병이 악화되고 생명을 마친다 한들 누구에게 책임을 물을 수 있겠습니까? 세상에는 온갖 종류의 독성 음식이 넘쳐나고 있습니다. 그 독성 음식들은 모두 입에 순간적인 즐거움을 주지만, 장기적으로 서서히 몸을 갉아 먹는 것들입니다. 이 세상에는 근거 없는 믿음과 부정확함으로 가득 한 건강 상식들로 도배되고 있습니다.

기존 의학계나 매스컴은 올바른 식단으로 몸을 회복시키는 것을 대체의학으로 부르기도 하는데 이는 참으로 잘못된 일입니다. 대체

의학 또한 대부분 신비한 약물로 죽을병을 없앤다는 마법과 같은 특수 요법에 집중하는 것이 사실입니다. 비록 천연의 약물(식물에서 추출한)로 치료한다는 긍정적인 면도 있지만, 대체 의학 역시 의사와 동일한 상업적 방식을 따르는 것이 현실입니다. 물론 천연 허브와 같은 치료법은 약물과 유산한 효과를 내는 것이 사실입니다. 그러나 문제의 원인을 근본적으로 다루지 않기 때문에 그 효과는 항상 한계가 있을 수밖에 없습니다.

현대의학은 최근 100년 전후에 생긴 뉴에이지 의학에 불과합니다. 뉴에이지 의학은 수많은 부작용을 낳았고 의료 사고를 높였지만, 상업자본주의 시스템 속에서 벗어나지 못하고 있습니다. 의료계와 제약업계는 약물과 수술을 모든 질병의 만병통치약으로 내세웁니다. 약물의 위험성은 축소되고 그 효능은 크게 과장합니다. 음식(잘못된)으로 인해 생긴 문제는 음식(참된)으로 치료해야 한다는 것이 저의 주장입니다.

어떤 환자가 지나친 비만일 경우 어떤 의사는 정맥 영양제나 호르몬을 투여하기도 하고, 어떤 의사는 위 우회술과 위절제술과 같이 위험하고 돈이 되는 수술을 권하기도 합니다. 그런 방법은 잠깐 살이 빠졌다가 더 살이 찌는 방법이라는 사실을 이제 대부분 알게 되었지만, 아직도 그 찰나적인 효과 때문에 부나방처럼 등불에 달려들었다가 자기 자신을 시체로 남기게 됩니다.

만일 누군가가 당신에게 '이렇게 하라'고 조언했을 때 그로 인해 돈을 번다면 그것은 진실이 아닐 가능성이 99%입니다. 진실은 돈을 요구하지 않는 법입니다. 제가 당신에게 이렇게 운동하고 저렇게 먹으면 질병과 비만에서 해결된다고 아무리 주장해도 저에게는 돈이 되지 않습니다.

자연식물식을 하면 세포가 바뀐다

만일 당신이 먹는 방식을 바꾼다면, 그리하여 세포를 파괴하는 행위를 멈춘다면, 그렇다면 세포들은 다시 살아나거나 새로운 세포로 대체될 수 있습니다. 인간의 몸은 약 100조(60~100조) 개의 세포로 구성되어 있습니다. 그리고 하루에 3,300억 개의 세포가 새로 만들어지고 사라집니다. 무게로 따지면 80g 정도입니다. 이스라엘 와이즈만과학연구소Weizmann Institute of Science의 연구에 따르면, 나이 20~30세, 몸무게 70kg에 키 170cm인 건강하고 표준적인 남성의 경우, 80일마다 30조 개의 세포가 재생되며, 18개월마다 46kg의 세포 질량을 생산한다는 사실을 발견했습니다.

인간은 변화하는 존재이며 우리 몸의 세포 또한 나쁜 세포에서 건강한 세포로 매일 바꿀 수가 있습니다. 바로 먹는 것을 바꾸는 것이 가장 빠른 방법입니다. 췌장을 치료하는 것은 부러진 뼈를 치료하는 것과 크게 다르지 않습니다. 그러나 치유가 일어나기 위해서는 치유를 촉진하는 변화를 만들어야 하고 그 치유에 대항(나쁜 음식을 먹는 것)해서는 안 됩니다.

당신이 자연식물식을 하게 되면 몸은 복합 탄수화물을 복합당(글리코겐)으로 전환하여 간과 근육에 저장합니다. 그리고 필요할 때마다 세포 에너지를 생성하기 위해 글리코겐을 포도당으로 바꾸어 사용합니다. 그러나 만일 당신이 정제된 탄수화물(과자·감자칩·케이크·캔디·아이스크림·파스타·흰 빵·청량음료 등)을 섭취하면 실제로 이 과정이 생략됩니다. 당분이나 정제된 녹말은 불과 몇 분 만에 과정을 거치지 않고 혈류로 직접 들어가게 됩니다. 이런 단당류를 많이 섭취할수록 혈당은 빠르게 높아집니다. 당신의 췌장은 지속적으로 증가하는 혈당을 억제하기 위해 혈액에 인슐린을 주입해야 합니다. 췌장이 힘이 들지 않을 수가 없습니다. 이것이 인슐린 저항성입니다.

자연식물식의 당은 대부분 복합당이며 정제 탄수화물의 당은 대부분 단당류입니다. 복합당은 일정의 과정(글리코겐의 상태로 간과 근육에 저장했다가 포도당으로 바꾸어 사용하는)을 거치지만 단순당은 그런 과정을 생략합니다. 그러니까 명문대에 들어가기 위해 공부하지 않고 누군가의 힘으로 공짜 입학하는 셈인데, 결국 학업 진도를 따라갈 수 없게 되고 나중에는 사회의 부적응자로 인생을 살다가 마약과 알코올 중독자로 살게 되는 것과 같습니다. 공짜로 얻은 것은 반드시 대가를 치르게 되는 것 또한 자연의 법칙입니다.

저는 지난 30여 년 동안 자연식물식을 개발하고 가르쳐왔습니다. 그리고 대부분 성공했을 뿐만 아니라 부작용은 거의 제로(0)에 가까웠습니다. 제가 주장하는 '펄먼 박사의 자연식물식'은 거의 모든 질병과 비만에 적용되지만 지나치거나 복잡하지 않습니다. 직접 실천해 보십시오. 결과가 모든 것을 증명할 것입니다. 더러운 세포를 깨끗한 세포로 지금 바꾸십시오.

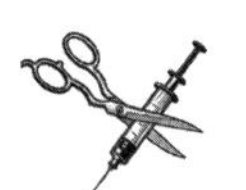

3장

진짜 음식과
가짜 음식을 구별하라

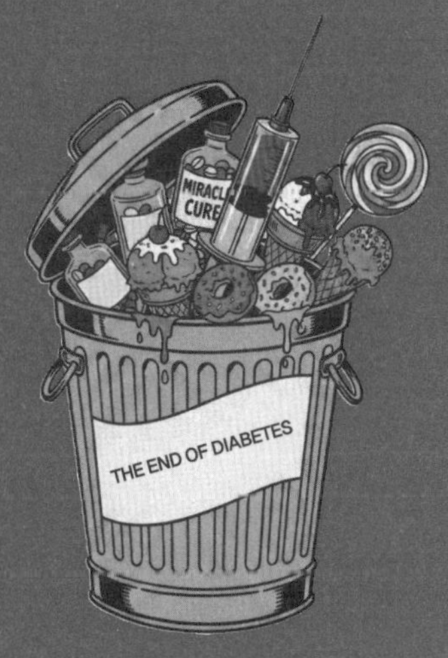

제가 제시하는 식단(펄먼 박사의 자연식물식)을 통해
수천수만의 환자들이 체중을 감량했습니다.
고도비만 환자의 경우 대부분 50kg 이상,
심지어 어떤 분들은 140kg 이상을 감량하기도 했습니다.

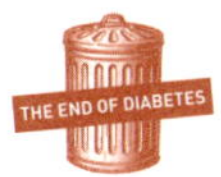

제가 '펄먼 박사의 자연식물식' 프로그램에 가입해서 식단을 바꾸기 전, 제 몸무게는 93kg이었습니다. 또한 7년 동안 당뇨병을 앓고 있었습니다. 펄먼 박사의 프로그램 덕분에 28kg의 지방을 몸속에서 덜어낼 수 있었습니다. 당뇨병도 고혈압도 고콜레스테롤도 사라졌습니다. LDL 수치는 5개월 만에 168에서 73으로 떨어졌습니다. 그 이후로 5년 동안 예외 없이 65kg 체중을 꾸준히 유지하고 있으며 더 이상 어떤 약물도 먹지 않게 되었습니다.

가장 놀라운 일도 소개하겠습니다. 펄먼 박사를 만나기 전에, 제 안과 의사는 제게 당뇨망막병증을 치료하기 위해 레이저 수술을 반드시 해야 한다고 말했습니다. 펄먼 박사를 만난 지 3달 후 다시 그를 만나러 갔을 때, 그는 제 눈에 아무 이상 없으니 수술은 필요없다고 말했습니다.

생명과 질병의 원리와 진실에 눈 뜨게 해준 박사님께 감사드립니다. 제 인생에 더 이상 질병은 없다는 확신을 갖게 되었습니다.

— 마틴 밀포드Martin Milford

미국인이 아시아인에 비해 월등히 뚱뚱한 이유

서구식 식단의 85% 이상은 영양소가 부족하고 칼로리가 높은 가공식품과 동물성 식품, 그리고 유제품 등으로 구성되어 있습니다. 이러한 식품은 모두 비만과 고혈압과 높은 콜레스테롤을 유발하고, 전염병과 같은 당뇨병의 1등 공신입니다. 과일과 채소와 콩과 같은 천연 식물에는 다음과 천연 항산화제 및 수천 가지의 미량 영양소가 함유되어 있습니다. 이 영양소들은 노화를 지연시키고 세포의 기능을 활성화하는 오케스트라 같은 역할을 합니다.

미량 영양소가 거의 없는 고칼로리 식품을 섭취하면 어떻게 될까요? 세포는 활성산소(산소 쓰레기)와 최종당산화물AGEs과 같은 노폐물로 가득 차게 됩니다. 세포에 활성산소와 최종당화산물이 축적되는 것을 산화 스트레스라고 합니다. 산화 스트레스는 염증과 세포 손상, 그리고 세포의 죽음으로 이어집니다. 최종당산화물은 신경 손상 및 실명, 그리고 당뇨병의 다른 합병증을 유발하는 치명적인 독소입니다. 영양소가 부족한 정크푸드를 주로 섭취하는 사람들과, 혈당 수치가 높은 당뇨환자에게는 이러한 물질이 더 빨리 축적된다는 사

실을 우리는 알아야 합니다.[1]

체중이 늘어나면 세포에서 더 많은 독성 노폐물을 생성할 뿐만 아니라, 체내 영양소를 희석하여 세포의 미량 영양소 농도를 낮추게 됩니다. 날씬하게 장수하고 질병 없이 사는 간단한 비결은 무엇일까요? 체중을 줄이고 세포 내 미량 영양소를 꾸준히 높게 유지하는 것입니다.

서구식 식단(육류와 가공식품 범벅인)에는 영양소가 풍부한 음식이 거의 없습니다. 미국인의 경우 칼로리의 62%를 가공식품에서, 25.5%를 동물성 식품에서 섭취합니다. 87.5%, 그러니까 거의 90%를 가짜 음식에서 섭취하는 것으로 조사되었습니다. 미국인이 유럽인이나 아시아인에 비해 월등히 비만한 이유입니다. 영화에서 날씬하고 멋진 배우만 보다가, 막상 미국내 공항에 내려 미국인의 실제 몸집을 본 대다수 외국인의 반응은 한결같이 '이렇게 뚱뚱할 수가…'입니다. 이것이 문제의 핵심입니다.

가공식품과 동물성 식품 모두 항산화제와 식물성 화학 물질인 파이토케미컬이 거의 없습니다. 우리 인구를 조기에 멸종시키기 위해 이보다 더 나은 계획은 없습니다. 미국인의 음식 섭취량의 10%만이 채소·과일·콩·씨앗·견과류에서 나옵니다. 당뇨병을 예방하고 개선하는 데 도움이 되는 미량 영양소가 가득한 천연식품이 겨우 10% 정도라는 말입니다.

적은 칼로리와 많은 영양소, 이것이 정답이다

우리가 먹는 음식이 비만과 질병을 일으키게도 하고, 비만과 질병을 치료하기도 한다는 사실은 잘 알려져 있습니다. 그러나 많은 사람들은 아직도 고기를 먹어야 힘이 난다든가 이것저것 골고루 먹어야 건강하다는 그릇된 통념에 갇혀 있는 것도 사실입니다. 아직도 비만과 질병을 치료하는 음식이 무엇인지 설왕설래하고 있다는 사실

미국인의 칼로리 섭취 비율

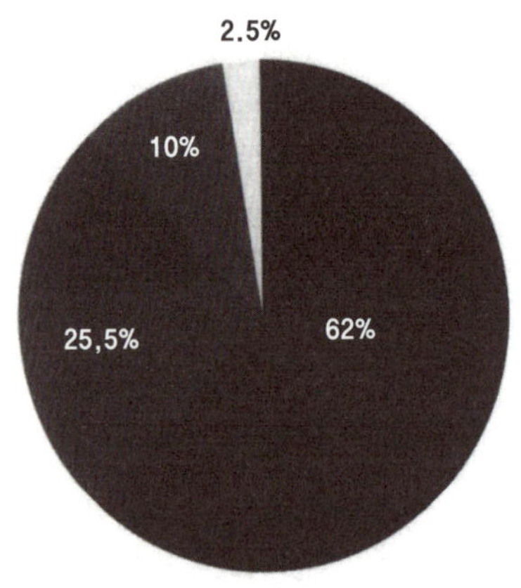

■ 공장음식(기름 · 과자 · 정제 곡물 등의 가공식품): 62%

■ 동물성 식품(육류 · 계란 · 유제품 · 생선 등):25.5%

■ 자연식물식(과일 · 채소 · 콩 · 견과류 · 씨앗류 등의 정제되지 않은 식물성 음식):10%

■ 통곡물:2.5%

2005년 미농무부 경제 연구 리서치USDA Economics Research Service

을 저도 잘 알고 있습니다.

미량 영양소가 가득한 자연식물식은 단순히 체중 감량만을 위한 것이 아닙니다. 자연식물식은 논리·수학·과학을 근거로 이러한 질문에 답합니다. 그렇다면 비만과 질병에 찌든 당신을 위해 이 자연식물식을 어떻게 구성해야 할까요?

미량 영양소란 무엇인가?

영양소에는 크게 나누어 2가지 종류가 있습니다: 다량 영양소와 미량 영양소가 그것입니다.

- 다량 영양소란 에너지와 성장에 필요한 칼로리를 공급하는 영양소입니다.(탄수화물과 지방과 단백질)
- 미량 영양소란 에너지와 성장에 반드시 필요하지만, 칼로리가 거의 없이 아주 조금만 함유한 영양소입니다.(비타민과 미네랄과 파이토케미컬 등)

탄수화물과 지방과 단백질을 우리는 3대 영양소라고 부릅니다. 그런데 이 3대 영양소에는 칼로리가 너무 많아서 비만과 질병과 사망을 부릅니다. 살을 빼고 질병을 물리치려면 이것들을 덜 먹어야 합니다. 많은 사람들은 3대 영양소를 덜 먹어서 칼로리를 줄이면 살이 빠질 것으로 생각합니다. 그러나 살을 빼기 위해 칼로리를 줄이려고 매일 칼로리를 계산하는 행위는 바보 같은 일입니다.

물론 살을 빼고 질병을 물리치려면 탄수화물과 지방과 단백질을 적게 먹어 칼로리 섭취를 줄여야 합니다. 그러나 칼로리를 계산하고 그 양을 줄인다고 해서 해결되는 것이 아니라는 점을 강조합니다. 비결은 미량 영양소를 늘리는 것입니다. 적게 먹는다고 해결되는 것이 아니라 양질의 음식, 즉 미량 영양소가 가득한 음식을 섭취하는 것이 관건입니다. 미량 영양소가 가득한 음식에는 칼로리는 적지만 신체를 치유하는 데 필요한 각종 영양소를 함유하고 있어서 마법과 같은 역할을 한다는 사실을 아는 사람은 그리 많지 않습니다. 미량 영양소는 몸에 쌓인 독성 노폐물을 제거하고, 죽어가는 세포의 손상을 복구하는 데 필수적인 물질입니다.

미량 영양소에는 인체 건강에 필수적인 것으로 알려진 14가지 비타민과 16가지 필수 미네랄이 포함되어 있습니다. 그러나 85년 전에 과학자들에 의해 발견된 비타민과 필수 미네랄은, 수많은 미량 영양소의 2가지에 불과합니다. 파이토케미컬은 3번째로 발견된 미량 영양소로 최근에 발견되었습니다. 다양한 종류의 파이토케미컬은 지금도 계속해서 발견되고 있습니다. 대표적인 것으로는 카로티노이드 **Carotenoid** · 플라보노이드**Flavonoid** · 페놀릭**Phenolic** 등이 있는데 무려 1만~25,000여 종이 발견되었습니다. 과학적인 연구를 통해 계속 발견되고 있기 때문에 그 전체적인 목록은 아직 완성되지 않았습니다.

최근 10년 동안 우리는 1940년대에 발견된 최초의 비타민과 미네랄 외에도 수천 가지의 유익한 미량 영양소가 식품에 함유되어 있다는 사실을 발견했습니다. 이제 우리는 식품의 주요 미량 영양소가 비타민이나 미네랄보다 파이토케미컬이 더 중요하다는 사실을 알게 되었습니다.

한편에서는 계속 상업자본주의적인 가공식품과 약물들이 소비자의 주머니를 털고 있지만, 한편에서는 과학이 발전하면서 우리 인류가 진실에 더 가까워지고 있다는 사실 또한 명확합니다. 수많은 음식이 공장에 들어가 가공되면서 영양을 파괴하는 대신, 이 자연에서 바로 솟아오른 천연의 물질들은 살을 빼고 질병을 치료하고 있습니다. 세상의 모든 질병은 자연으로 돌아가면서 치유된다는 것이 자연의 원리입니다. 자연으로 돌아가 자연의 음식을 먹는 것, 바로 그것이 당뇨뿐만 아니라 모든 질병과 비만을 치료하는 핵심 열쇠라고 저는 주장합니다. 앞에서도 언급했던 아래 공식을 꼭 기억하시길 바랍니다.

비만과 질병의 치료(H)= 영양소(N) / 칼로리(C)

Health = Nutrients / Calories

건강(비만과 질병의 치료)이란 지금 당신이 먹고 있는 단위 칼로리 안에 얼마나 많은 영양소가 있는가에 전적으로 달려 있다는 것을 의미합니다. 음식의 품질은 아래 3가지를 기준으로 판단할 수 있습니다.

1. 칼로리당 미량 영양소(비타민 · 미네랄 · 파이토케미컬)가 충분한가?
2. 다량 영양소(탄수화물 · 지방 · 단백질)가 지나치게 많지 않은가?
3. 독성 물질(트랜스 지방 등)이나 유해 물질(정제 소금 등)이 없는가?

제 건강 방정식 H = N/C는 칼로리 밀도당 미량 영양소 섭취라는 간단한 개념을 표현합니다. 미량 영양소의 밀도가 가장 높은 식품은 가장 강력한 치료 효과를 보이며 체중 감량과 당뇨병 개선에 가장 결정적이라는 사실을 다시 한번 강조합니다.

영양소밀도가 핵심이다

영양소밀도 지수(ANDI, Aggregate Nutrient Density Index)*라는 개념은, 다양한 식품을 살펴보고 그 식품에 함유된 미량 영양소를 분석해서 도출한 것입니다. 뒤 페이지에 나오는 '종합 영양소밀도 지수'는 제 연구소의 분석을 통해서 각종 식품의 영양소밀도를 순위로 매긴 것입니다.

이 지수는 섭취한 각 칼로리에서 얼마나 많은 영양소를 공급하는지에 따라 점수를 부여합니다. 각 식품의 점수는 칼로리당 영양소

공식을 기반으로 1,000점을 만점으로 한 것입니다.

뒤(76p)에 나오는 '펄먼 박사의 영양소밀도 지수' 도표를 통해, 당신이 먹는 음식의 품질을 계산해서 어떤 음식이 가장 높은 점수를 받았는지 확인할 수 있습니다. 이 지수를 사용해서 좀 더 나은 식단을 계획할 수 있습니다. 이 지수 표는 아주 쉽게 이해할 수 있습니다. 수치가 높은 음식을 더 많이 섭취하고 더 많이 더 자주 먹으면 됩니다. 당신의 식단에서 이러한 음식의 수치와 비중이 높을수록 질병과 비만과 당뇨는 빨리 사라집니다.

식물에 포함된 성분은 아직도 완벽하게 알려지지 않았습니다. 따라서 알려진 영양소가 가장 많이 들어 있는 식품은, 아직 알려지지 않은 영양소가 가장 많이 들어 있는 식품과 동일합니다. 따라서 이 순위표가 식물의 화학 성분 수치를 충분히 고려하지 않더라도, 여전히 그 함량을 측정하는 데는 타당합니다. 이 순위표에서 좋은 성분이 많은 것은 실제로 좋은 성분이 훨씬 더 많다는 사실과 다르지 않습니다.

---

*영양소밀도 점수를 산출하기 위해 각 식품의 동일 칼로리 섭취량을 평가했습니다. 다음 영양소가 평가에 포함되었습니다: 식이섬유, 칼슘, 철, 마그네슘, 인, 칼륨, 아연, 구리, 망간, 셀레늄, 비타민 A, 베타카로틴, 알파카로틴, 리코펜, 루테인 및 제아잔틴, 비타민 E, 비타민 C, 티아민, 리보플라빈, 니아신, 판토텐산, 비타민 B6, 엽산, 비타민 B12, 콜린, 비타민 K, 피토스테롤, 글루코시놀레이트, 그리고 ORAC 점수. ORAC(산소 라디칼 흡수 능력)는 식품의 항산화 또는 라디칼 소거 능력을 측정하는 지표입니다. 일관성을 위해 영양소 함량은 일반적인 측정 방식(mg, mcg, IU)에서 일일 기준 섭취량(RDI)의 백분율로 변환되었습니다.

채소는 당연히 금메달을 따냈습니다. 다른 음식도 금메달에 근접합니다. 녹색 채소는 암과 심장병과 당뇨를 해결하는 '1등 의사'로서 손색이 없습니다. 이 표에서 보여주는 칼로리가 낮은 음식의 순서는, 그대로 비만과 질병과 당뇨를 해결하는 음식의 순서임을 당신은 금방 깨달을 수 있을 것입니다. 당신이 알고 있는 미량 영양소(비타민과 미네랄과 파이토케미컬)를 다양하게 섭취한다면, 그 음식 속에 아직 알려지지 않은 미량 영양소까지 섭취하는 셈입니다.

단순히 트랜스 지방이나 포화지방을 피하는 것만으로 충분하지 않습니다. 당지수가 낮은 식단만으로도 충분하지 않습니다. 동물성 식품 섭취를 줄이는 것만으로도 충분하지 않습니다. 가끔 산 음식(생식)을 먹는 것만으로도 충분하지 않습니다. 미량 영양소가 풍부한 것이 진짜 음식입니다. 칼로리당 미량 영양소 점수가 가장 높은 식품은 녹색 채소 · 콩 · 색깔 채소 · 베리류 · 각종 과일 등입니다.

이처럼 미량 영양소가 가득한 음식 위주로 먹는 것이 바로 당뇨를 뿌리 뽑는 비법입니다. 당뇨병 연구에서 탄수화물의 당지수^{GI}는 오랫동안 당뇨환자의 혈당조절에 어느 정도 도움이 된 것도 사실입니다. 흰 밀가루 · 정제된 설탕 등이 풍부한 가공식품이, 혈당 수치에 좋지 않다는 것이 입증되었기 때문입니다.[2] 당지수는 탄수화물의 혈당 수치를 0에서 100까지의 척도로 나타낸 것으로, 섭취 후 혈당 수치를 높이는 정도에 따라 표시됩니다.

당지수가 높은 식품은 소화와 흡수가 빠르며 혈당 수치가 크게 변동하는 식품입니다. 당지수가 낮은 식품은 소화와 흡수가 느리기 때문에, 혈당과 인슐린 수치가 '점진적으로' 상승하여 건강에 도움이 되는 것으로 입증되었습니다. 설탕과 흰 밀가루로 만든 정제 식품은 당지수가 높을 뿐만 아니라 영양가가 부족하여, 그나마 남아 있는 몸 속 미량 영양소의 손실을 유발합니다. 고단백(육류 기반) 식단을 옹호하는 사람들은 동물성 식품의 낮은 당지수를 근거로, 동물성 식단(저탄고지와 같은)의 장점을 설명합니다. 이러한 관점은, 수많은 원인으로 연결된 영양학적 요소를 지나치게 단순화하여 왜곡된 논리를 제공합니다.

당지수만으로 식품의 순위를 매기는 것은, 그 식품을 유리하게 할 수도 있고 불리하게 할 수도 있으며 연관된 수많은 요소를 부시할 수 있으므로 조심해야 합니다. 당근의 당지수가 베이컨 한 조각보다 높다고 해서, 당뇨환자나 심장병 환자에게 베이컨이 더 나은 식품이라는 오류를 범하기 쉽다는 말입니다.

비만과 질병의 치료에는, 당지수 외에도 독성 · 미량 영양소의 밀도 · 섬유질 등 수많은 영양학적 고려 사항이 있습니다. 이와 같은 영양학적 오류의 좋은 예로는, 존 다이어트**Zone Diet**의 배리 시어스 **Barry Sears** 박사가 있습니다. 그는 당지수 때문에 리마콩 · 파파야 · 당근 등의 섭취를 경고합니다. 그보다 더 유명한 황제 다이어트의 대왕으로 불리는 로버트 앳킨스**Robert Atkins** 박사 또한 항암 효과가 뛰어난 과일과 채소를 식단에서 제외하는 오류를 범하기도 했습니다.

펄먼 박사의 영양소밀도 지수

케일	1000	두부	82
물냉이	1000	콩(모든 품종)	71
케일	1000	씨앗류(아마 · 해바라기 · 참깨)	68
청경채	865	완두콩	63
시금치	707	체리	55
루꼴라(배추의 일종)	604	사과	53
로메인 상추	510	땅콩버터	51
작은 양배추	490	옥수수	45
당근/당근 주스	458	피스타치오	37
양배추	434	오트밀	36
브로콜리	340	연어	34
꽃양배추	315	1% 밀크	31
버섯	238	계란	31
레드 피망	265	바나나	30
아스파라거스	205	호두	30
토마토	186	통밀빵	30
딸기	182	아몬드	28
블랙베리	171	아보카도	28
부추	135	감자	28
라즈베리	133	캐슈열매	27
블루베리	132	닭가슴살	24
아이스버그 상추	127	소고기(85% 살코기)	21
석류/석류 주스	119	흰 빵	17
포도	119	파스타	l6
멜론	118	저지방 체다 치즈	11
양파	109	올리브 오일	10
자두	106	콘칩	7
오렌지	98	콜라	1
오이	87		

앳킨스 박사는 2003년 72세의 나이에 심부전과 심장마비로 사망했는데, 사망 당시의 몸무게가 무려 116kg이었다고 알려져 추종자들의 존경을 한 번에 배신했습니다.

당지수 말고 당부하지수가 더 중요하다

당근을 예로 들어보겠습니다. 당근은 섬유소와 영양소가 풍부하지만, 당지수가 아주 낮은 채소입니다. 당지수가 겨우 35에 불과합니다. 당근은 칼로리가 매우 낮고, 익히지 않고 생으로 먹을 경우, 혈당을 낮게 유지해 주는 효과가 확실한 채소입니다. 생으로 먹으면 칼로리를 전부 흡수하지도 않습니다.

여기서 정확한 측정 기준은 당지수가 아니라 당부하지수3GL, Glycemic Load입니다. 당부하지수란, 음식의 당지수와 탄수화물 양을 함께 고려해 실제 혈당에 미치는 영향을 평가하는 지표입니다. 이 지수가 낮을수록 당뇨에 좋은 음식입니다. 예를 들어 당근은 당뇨환자에게도 훌륭한 음식입니다. 당시수는 35로 낮지만 당부하지수는 3에 불과합니다. 생당근이 체중 감량에 좋은 식품인 이유도 바로 여기에 있습니다. 당지수라는 개념에만 편협하게 집중하기보다는, 음식의 다른 영양소와 함께 당부하지수를 종합적으로 고려해야 합니다. 당뇨환자들은 일시적인 혈당의 변동에 관심을 가지지만, 미량 영양소의 섭취와 체중 감량이 장기적인 당뇨병 완화에 더 중요하다는 사실

<h2 align="center">각종 식품의 당지수 및 당부하지수</h2>

식품	당지수	당부하지수
찐 감자(1컵)	90	29
흰쌀밥(1컵)	68	29
현미밥(1컵)	58	24
익힌 파스타(1컵)	53	21
초콜릿 케이크(1컵)	38	20
건포도(1/4컵)	64	19
찐 옥수수(1컵)	52	18
찐 고구마(1컵)	69	14
흑미밥(1컵)	65	14
포도(1컵)	59	14
귀리밥(1컵)	55	13
통밀밥(1컵)	30	11
망고(1컵)	51	11
찐 렌틸콩(1컵)	40	9
사과(중간 사이즈 1개)	39	9
키위(중간 사이즈 2개)	58	8
찐 완두콩(1컵)	53	8
찐 땅콩호박(1컵)	51	8
찐 강낭콩(1컵)	22	7
블루베리(1컵)	53	7
찐 검은콩(1컵)	20	6
수박(1컵)	76	6
오렌지(1개)	37	4
찐 당근(1컵)	39	3
생당근(1컵)	35	2
캐슈열매(30g)	25	2
딸기(1컵)	10	1
콜리플라워	거의 없음	거의 없음
가지	거의 없음	거의 없음
토마토	거의 없음	거의 없음
버섯	거의 없음	거의 없음
양파	거의 없음	거의 없음

을 잊으면 안 됩니다.

　공장음식(정제 탄수화물)에는 영양소와 섬유질이 거의 없어 순간적으로 혈당을 하늘 높이 올립니다. 이 공장음식에는 아크릴아마이드Acrylamide가 풍부한데 이 독성 물질은 2급 발암물질로 분류됩니다. 당뇨에 좋은 것은 건강에 좋은 것이고 체중 감량에 좋은 것입니다. 자연의 원리에 가까운 음식이 당뇨와 비만과 질병의 해방에 좋다는 말입니다.

　최근의 연구 결과가 이를 증명했습니다. 이 연구는 당지수가 높은 음식과 당지수가 낮은 음식 등이 체중에 미치는 영향을 분석한 31건의 연구를 종합적으로 분석한 결과였습니다. 이 연구의 결론은 당지수가 낮은 음식이 당지수가 높은 음식보다 장기적으로 체중 조절에 우수하다는 증거가 없다는 것이었습니다.[4] 또 다른 연구 결과도 있었습니다. 동일한 칼로리 식단을 비교했는데, 하나는 당부하지수가 낮고 다른 하나는 당부하지수가 높았습니다.

　그 결과, 당부하지수와 당지수가 낮은 음식을 먹는다고 해서, 칼로리를 덜 섭취하지는 않는 것으로 밝혀졌습니다.[5] 따라서 당지수와 당부하지수도 중요하고 둘 다 그 지수가 낮은 음식이 가장 자연의 원리에 가까운 음식이지만, 그것이 비만과 질병을 물리치는 단 하나의 해결책이 아니라 그 해결책 중의 하나일 뿐이라는 결론에 도달하게 됩니다. 이 문제는 뒤에 나오는 6장에서 다시 한 번 자세히 설명하겠습니다.

중요한 것은 당부하지수가 낮은 음식은 대부분 미량 영양소의 밀도가 높은 우수한 음식이라는 점입니다. 그런 음식들은 포화지방 함량이 낮고 섬유질이 풍부하며 파이토케미컬이 풍부합니다. 또한 거의 모두 몸의 산성을 중화시켜 주는 알칼리 성분이 가득합니다. 한 가지 긍정적인 측면에만 집착하지 마시고 다음에 보시는 식단 피라미드를 통해서 영양소의 종합적인 측면을 생각해 보시기 바랍니다.

시중에서 유행하는 다이어트는 대부분 음식과 소화의 한 측면만 강조하는 경우가 많습니다. 물론 당뇨환자에게 당부하지수가 중요한 역할을 하지만, 당지수나 당부하지수만이 식단의 유일한 결정 요인이 되어서는 안 됩니다. 또한 영양소밀도 점수만이 질병 치료를 결정하는 유일한 요인도 아니라는 점을 명심해야 합니다. 예를 들어, 영

비만과 질병을 물리치는 맞춤형 식단 피라미드

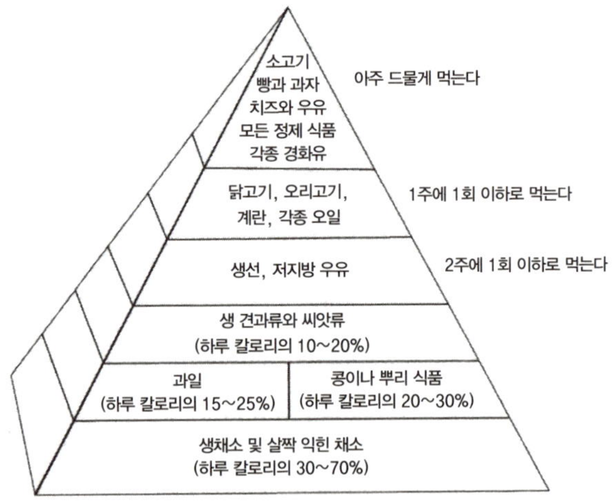

양소밀도 점수가 높은 음식만 섭취한다면 우리 식단의 지방 함량은 너무 낮아질 것입니다.

따라서 영양소밀도 점수가 낮은 음식(씨앗류나 견과류처럼 건강에 좋고 영양소 함량이 높은 지방을 함유한 음식)을 식단에 포함해야 합니다. 또한, 마른 체형이거나 신체 활동량이 많은 사람들이 영양소밀도가 높은 음식(과일과 채소 등)만 섭취하면, 섬유질이 너무 많아 포만감을 느껴 칼로리 필요량을 충족하지 못하고 너무 마르게 됩니다. 당신이 모델과 같은 직업에 종사해서 살이 찌지 않는 삶을 살아야 하는 경우를 제외하고는, 어느 정도 골고루(?) 먹을 필요가 있다는 말을 염려의 차원에서 말씀드립니다.

그러나 단언컨대, 미량 영양소가 풍부한 음식을 중심으로 식단을 꾸리지 않으면 비만과 질병과 당뇨를 해결하기 쉽지 않습니다. 최적의 건강을 기대할 수 없습니다. 예를 들어 당신이 비록 채식주의자나 비건이라고 할지라도, 흰쌀·흰 감자·정제된 곡물·빵과 같이 비교적 전분이 많은 음식으로 차려진 식단은, 미량 영양소가 충분하지 않아서 비만과 실병에 취약해지고 장수하는 데 결함이 있는 식단이라는 점을 말씀드립니다. 채소와 과일 등 살아 있는 식물(산 음식)을 충분히 섭취하는 것이 관건입니다.

제가 제시하는 식단(펄먼 박사의 자연식물식)을 통해 수천수만의 환자들이 체중을 감량했습니다. 고도비만 환자의 경우 대부분 50kg 이상, 또 어떤 분들은 90kg 이상, 심지어 어떤 분들은

140kg 이상을 감량하기도 했습니다. 대부분 정상치 이하로 체중을 줄일 수 있었습니다. 단순히 살만 빠진 것이 아닙니다. 제가 제시하는 식단처럼 영양이 풍부한 채소와 과일을 많이 섭취하는 것이, 콜레스테롤 저하제보다 콜레스테롤 수치를 더 효과적으로 낮추는 것으로 증명되었습니다. 제 환자들은 대부분 혈압이 정상으로 돌아왔고 당뇨와 심장병 같은 질병이 말끔하게 사라지는 놀라운 일을 경험했다고 분명히 말씀드릴 수 있습니다.

가장 혁신적인 발견은 바로 이것입니다. 미량 영양소가 풍부한 음식(채소와 과일 등)이 식욕을 억제한다는 사실입니다. 우리는 영양 과잉이 아니라 칼로리 과잉의 시대를 살고 있습니다. 영양소는 부족하고 칼로리만 가득한 육류와 공장음식에 둘러싸여 있기 때문입니다. 이런 가짜 음식들은 당신이 의도하든 의도하지 않든 과식의 세계로 자신도 모르게 안내합니다. 다음 장에서는 진짜 배고픔과 가짜 배고픔, 즉 허기의 본질에 대해 자세히 알아보겠습니다.

가짜 배고픔
진짜 배고픔

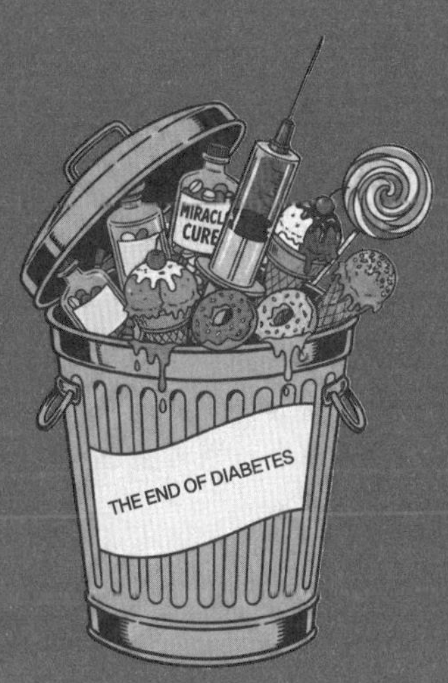

모든 야생동물은 진짜 허기를 느낄 때만 먹이를 먹습니다.
사자도 배가 부르면 잡은 토끼를 가지고 장난을 칩니다.
야생 고양이도 쥐를 잡아서 숨바꼭질 놀이를 합니다.
우리 인간이 예외인 이유는 가짜 허기 때문입니다.

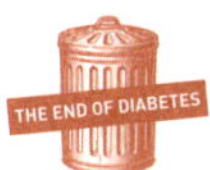

글렌 폴슨Glen Paulson 씨는 4명의 자녀를 둔 40세의 척추지압사였습니다. 그는 당뇨병을 비롯해서 각종 질병(당뇨병성 신경병증, 신장 결석, 고콜레스테롤, 수면 무호흡증 등)을 앓고 있었습니다, 그는 150kg의 고도비만이었으며 공복혈당이 240, 당화혈색소 수치는 10.4, 그리고 혈압은 145/90이었습니다. 하루에 2번씩 매일, 당뇨 치료제인 메트포르민Metformin 1,000mg과 글리베라이드Glyberide 5mg을 복용하고 있었습니다. 담당 의사는 그에게 인슐린을 사용해야 한다고 말했습니다. 먹는 약물로는 더 이상 혈당을 조절할 수 없고 중성지방과 고혈압을 낮추기 위해서는 다량의 약물을 사용해야 하기 때문이라고 설명했습니다. 폴슨 씨는 다음과 같이 말했습니다.

"담석이 있어서 통증이 심했고 신장 부근이 깨지는 느낌이었어요, 의

사는 제게 몇 년 내에 고통스러운 신장 투석을 시작해야 할 거라고 말했습니다. 제 상태가 아주 심각하다는 의사의 말을 듣는 자리에서 저는 미라처럼 얼어붙고 말았습니다.

친구의 권유를 통해 '펄먼 박사의 자연식물식' 프로그램에 가입한 후, 세상에는 전혀 다른 방법이 있다는 사실을 알게 되었습니다. 건강과 질병에 대해 저는 무지했으며 통념에 사로잡힌 의료행위가 얼마나 위험한지 깨닫게 되었습니다. 저는 아주 무모한 방법으로 펄먼 박사의 음식 치료법을 그대로 실천했습니다. 2달이 지나서 그때 그 의사를 찾아가서 검사를 받았는데, 그 의사는 저를 포옹하며 '태어나서 이렇게 짧은 기간에 음식과 운동만으로 각종 질병을 치료한 사례를 처음 보았다'고 자기 일처럼 기뻐해 주었습니다."

프로그램을 통해 상담과 실천을 계속한 지 6달이 지나자, 체중은 무려 14kg이나 빠졌습니다. 공복혈당수치가 90으로 낮아졌고 혈압은 120/70까지 떨어졌습니다. 그 6달 동안 그가 복용한 약물은 하루에 두 번 메트포르민 1,000mg뿐이었습니다.

점차 차도를 보인 폴슨 씨의 치료에 고무된 그의 아내 질리안Jillian도 이 대열에 동참했습니다. 그녀도 14kg을 감량했는데 폴슨 씨의 말에 의하면 아내가 본인보다 더 열렬히 실천하고 있다고 했습니다. 그들은 음식으로 비만과 질병을 몰아낸 대표적인 사례였으므로 저는 제 프로그램에서 1달에 1번 정도 그들을 초청해서 환자들에게 사례담을 강의하도록 부탁했습니다. 지금은 제 제자가 아니라 먼 길을 함께 가는 동지가 되었습니다.

진짜 허기와 가짜 허기를 구별하라

미량 영양소가 풍부한 식단은 비만과 질병 치료뿐만 아니라, 과식으로 이어지는 배고픔에 대한 감각(가짜 허기)을 대폭 줄여줍니다. 제 프로그램에 와서 미량 영양소가 풍부한 식단을 먹은 사람들의 한결같은 변화입니다. 정말 배고파서 느끼는 진짜 허기, 그리고 배는 부른데 무엇인가 자꾸 먹고 싶어지는 가짜 허기는 구별되어야 합니다.

미량 영양소가 부족한 식단(육류와 정제 탄수화물 등)은 산화 스트레스Oxidative Stress를 증가시킵니다. 산화 스트레스는 활성산소(산소 쓰레기)가 과도하게 생성되는데 그것들을 충분히 제거하지 못하게 되면 세포의 염증을 만들어냅니다. 이 산화 스트레스로 인해 독성 노폐물이 축적되면서 금단 증상이 일어나는데 이것이 바로 가짜 허기의 수법입니다.

우리가 어떤 음식물을 섭취하면 그 음식에 있는 독소뿐만 아니라, 음식물 대사 과정에서 생긴 독성 노폐물이 축적됩니다. 그런데 미량 영양소(비타민과 미네랄과 파이토케미컬 등)가 부족할수록, 과도한 노폐물로 인해 가짜 허기의 주범인 산화 스트레스가 증가된다는 말입니다. 미량 영양소와 식물성 화학 물질인 파이토케미컬이 부족한 식사를 할 경우 단기적으로는 산화 스트레스가 시작되고, 장기적으로는 각종 독소(활성산소·최종당산화물·리포퓨신·지질 등)가 축적되어 당뇨를 비롯한 각종 질병의 원인이 된다는 사실이 잘 알려져 있습니다.[1]

또한 비만인이 미량 영양소가 거의 없는 식사를 했을 때 정상 체중인 사람에 비해 더 많은 염증 지표와 산화 스트레스가 축적된다는 사실 또한 이미 알려져 있습니다.[2] 이 때문에 칼로리 과다 섭취로 이어지는 금단 증상(가짜 허기)을 더 많이 경험할수록 비만에 쉽게 노출됩니다. 이러한 금단 증상은 종종 폭식증으로 연결되는데, 육체적인 고통뿐만 아니라 정신병적 증상으로도 이어집니다. 이 현상을 무엇이라고 표현해도 좋습니다. '금단 증상'이라고 해도 좋고 '독성 배고픔'이라 해도 좋고 '가짜 허기'라고 표현해도 좋습니다. 미량 영양소가 가득한 식물성 음식을 풍부하게 섭취하는 사람은 염증이 축적되지 않기 때문에 가짜 허기를 경험하지 않는다는 점을 분명히 말씀드립니다.[3]

독소가 빠지면 변비는 사라진다

식물에 포함된 각종 미량 영양소는 대사 과정에서 생기는 노폐물과 염증성 세포를 해독하는 데 필수적입니다. 채식주의자 중에 변비 환자가 거의 없는 이유입니다. 당신이 영양소가 부족한 정제 탄수화물과 동물성 단백질(엄청난 질소 노폐물을 생성하는)을 위주로 식사하면, 이 무거운 음식물을 소화하고 대사하는 과정에서 노폐물 축적이 가속화되는데, 이 부작용을 해결한다고 병원에서 처방한 약물까지 먹는다면, 그야말로 당신의 몸은 '독소 천국'이 될 수밖에 없고 평생 변비로 고생할 수밖에 없습니다.[4]

일반적으로 허기라고 불리는 금단 증상은 '칼로리의 부족'이라기보다는 '영양소의 부족'에서 대부분 발생합니다. 저는 이러한 금단 증상을 독성 허기라고 부르는데, 당신은 독소 가득한 독성 허기(가짜 허기)와 진짜 허기를 잘 이해하고 구별해야 합니다. 가짜 허기는 혈당 곡선의 아래쪽(혈당이 떨어졌을 때)에서 서서히 시작해서 몸의 필요량보다 너 많은 칼로리를 섭취하려는 욕구를 증가시킵니다.

그러나 진정한 배고픔(진짜 허기)은 당신이 이전 식사에서 섭취한 칼로리의 대부분을 소모했을 때 나타납니다. 오랫동안 식사를 하지 않았거나 힘든 노동을 한 후에 생기는 배고픔이 진짜 허기입니다. 당신이 미량 영양소가 충분한 식단으로 바꾸면 가짜 허기가 점차 줄이들고, 조금만 먹어도 충분한 만족감을 느끼게 됩니다. 이것이 모든 비만과 질병과 당뇨의 치료에서 출발점이 됩니다.

모든 야생동물(인간이 만든 사료를 먹는 애완용 동물이나 가축을 제외하고)은 진짜 허기를 느낄 때만 먹이를 먹습니다. 사자도 배가 부르면 잡은 토끼를 가지고 장난을 칩니다. 야생 고양이도 쥐를 잡아서 숨바꼭질 놀이를 합니다. 우리 인간이 비만과 질병으로 고생하

> **가짜 배고픔(독성 허기)의 일반적인 증상**
> 속이 텅 빈 느낌
> 뱃속에서 나는 꼬르륵 소리
> 어지럼증이나 현기증
> 두통
> 짜증이나 불안
> 집중력 부족
> 메스꺼움
> 피로 및 기력 저하
> 인지장애
>
> **진짜 배고픔의 일반적인 증상**
> 목 부근의 감각 증가
> 미각의 증가(입맛이 생긴다)
> 타액 분비 증가(침이 생긴다)

는 가장 중요한 이유는 가짜 허기로 인한 것인데, 바로 음식(육류와 공장음식) 때문이라고 다시 한번 강조합니다.

배고픔을 이해하면 질병과 비만은 사라진다

비만과 질병의 모든 원인은 잘못된 음식의 선택에서 시작됩니다. 그것이 배고픔으로 오인되는 금단 증상으로 이어집니다. 당신이 금단 증상(두통·짜증·불안 등)이 나타나면 이것이 독성 허기, 즉 가짜 허기의 증상임을 눈치채셔야 합니다. 당신은 이러한 증상을 빨리 없애려고 찬장이나 냉장고를 열어 과자나 빵이나 콜라를 선택합니다. 그러나 한두 시간 후에 똑같은 증상이 재발합니다. 독성 허기를 느낄 때 공장음식(정제 탄수화물)을 먹는 것은 해결책이 아닙니다.

바로 그때 사과 반쪽이나 오이 한 개, 또는 당근 1/2 개나 작은 포도 한 송이를 먹어보십시오. 언제 배고팠느냐는 듯이 허기가 사라질 것입니다. 이것은 '펄먼 박사의 자연식물식'에 참가한 환자들의 한결같은 반응입니다. 우리 환자들은 저녁 식사 후의 금단 증상을 이처럼 간단히 해결했습니다. 그것도 영원히 해결했다는 말입니다. 가짜 허기를 멈추려고 또다시 가짜 음식을 드시지 말고, 미량 영양소 가득한 진짜 음식을 먹는 것이 해결책이라는 말입니다.

우리 몸이 독성이 있는 물질에 적응하는 것을 중독이라고 합니다. 니코틴이나 카페인 섭취를 중단하려고 하면 몸이 아픕니다. 이를 금단 증상이라고 합니다. 당신이 그 해로운 행동을 중단하면 몸이 세포의 노폐물을 배출하려고 노력하게 되면서 몸이 아픕니다. 독성으로 인한 손상을 복구하려고 하기 때문에 몸이 아픕니다. 여기에서 우리는 아수 숭요한 자연의 원리를 알 수 있습니다. 우리 인생이 그렇듯이, 몸이 회복되는 과정에서는 반드시 아픔이 수반된다는 사실입니다. 그 아픔과 통증을 빠른 순간에 해결하기 위해서 우리 어리석은 인간은 약물을 사용합니다. 그 아픔과 통증을 잊기 위해서 다시 중독에 빠집니다. 헤어 나올 수 없는 우물에 빠진다는 말입니다.

하루에 커피를 3잔 마시는 당신이 커피를 멈추면 카페인 수치가 너무 낮아져 금단 현상인 두통이 발생합니다. 그때 카페인을 다시 마시면 금단 현상이 지연되어 기분이 조금 나아집니다. 카페인 금단 증상은 카페인 제품을 더 많이 섭취하게 만듭니다. 담배도 마약도 알코올도 마찬가지입니다.

마찬가지로, 카페인과 청량음료와 정제된 밀가루와 같은 공장음식을 섭취하면 중독성 허기(가짜 배고픔)가 더욱 심해집니다. 음식이 어느 정도 소화되고 소화관이 비어 있을 때 중독성 허기가 강하게 나타나는데, 짜증과 두통 때문에 안절부절못하게 됩니다. 이때 당신은 그 가짜 허기를 해결하기 위해 칼로리 높고 빠르게 당을 올리는 음식(빵·과자·콜라 등)을 찾게 됩니다.

인생의 모든 것들이 그렇듯이 빨리 해결되는 것은 모두 더 큰 문제를 일으키게 되어 있습니다. 이것은 인생의 진리이자 비만과 질병에 대한 진실입니다. 도박에 빠진 아들의 도박 빚을 갚아주면 아들은 더 깊이 빠지다가 결국 자살에 이릅니다. 부정한 방법으로 시험에 합격한다고 해도 결국 실력과 인성(빨리 해결하려는)이 탄로 나게 되고 결국 1순위로 해고 통보를 받게 됩니다. 통증을 해결하려고 약물에 의지하면 질병은 몸속에 깊이 숨게 되고 질병이 깊어질 뿐입니다.

어떤 음식을 먹을 때 불과 3초 만에 눈이 휘둥그레 떠지고 기분이 화들짝 좋아지는 것들은 모두 가짜 음식입니다. 진짜 음식은 먹을 때도 어느 정도 기분이 좋지만 먹고 난 후에 뒤끝이 좋은 것들입니다. 천천히 스며드는 것들입니다. 그것이 자연의 원리이자 인생의 원리입니다. 첫눈에 반했다는 말도 있지만 저는 개인적으로 사랑은 농작물을 경작耕作하는 것과 같다고 생각합니다. 비가 몰아치면 밭고랑을 파주고 너무 더워 해충이 많아지면 벌레를 잡아주는 경작과 같은 것이 사랑이라고 저는 생각합니다.

비만과 질병에서 벗어나는 것도 똑같은 이치입니다. 첫눈에 반하는 가짜 음식에 현혹되지 마시고 서서히 몸에 스며드는 음식이 당신의 몸과 영혼을 맑게 해줄 것입니다. 건강에 해로운 음식의 공통점은 처음에 기분이 좋아지는 것들인데 바로 이런 점 때문에, 사람들은 비만과 질병에서 벗어나지 못합니다. 이런 음식들은 앞에서 말씀드린 것처럼 해독의 과정에서 금단 증상을 경험하게 됩니다. 이 불편한 금단 증상을 해결하기 위해 또다시 과식하고 자주 먹게 됩니다.

식사 직후에 곧바로 흡수되는 포도당을 '식후 포도당'이라고 합니다. 우리가 음식을 먹으면 탄수화물은 포도당으로 분해되는데 우리의 몸은 그것을 사용합니다. 사용되고 남은 포도당은 글리코겐의 형태로 간과 근육에 저장됩니다. 포도당은 100조 개 우리 몸 세포에 사용되는데, 특히 뇌의 연료로 사용됩니다. 우리 몸이 하루에 소모하

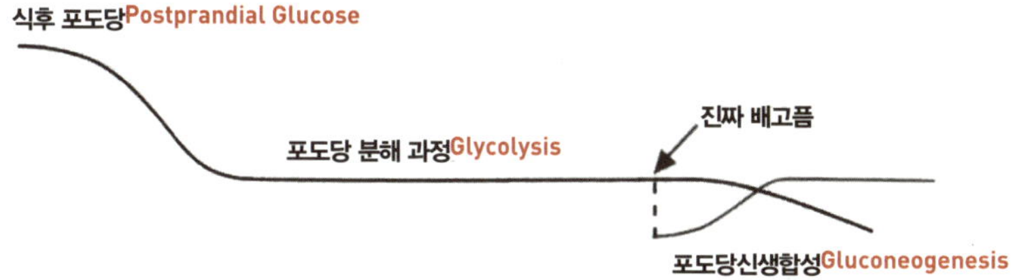

는 전체 칼로리 중 약 20%는 뇌가 사용합니다. 운동이나 노동을 하지 않고 앉아 있거나 휴식을 취할 때에도 80%의 칼로리가 사용됩니다. 앉아서 몇 시간밖에 지나지 않았는데도 배가 고픈 이유입니다.

밥을 먹은 후 시간이 지나서 소화가 끝나면, 간에 저장된 글리코겐이라는 양초를 서서히 태우기 시작합니다. 소화가 끝나면 저장된 글리코겐의 중요 임무가 시작되는 셈인데, 우리는 이를 '포도당 분해'라고 부릅니다. 저장된 글리코겐이 포도당으로 분해되면서 나온 독소들은 제거됩니다. 이 소화기관들이 휴식을 취하고 있는 상태가 건강과 장수, 그리고 비만과 질병의 치료에 가장 중요한 단계입니다.

그러나 당뇨환자는 당을 분해하는 과정에서 불편함을 느낍니다. 식사가 조금만 늦어져도 짜증과 불편함을 느낍니다. 이것이 그들이 애초에 당뇨병에 걸리게 된 중요한 이유입니다. 그들이 괜찮다고 느끼려면 과식해야 합니다. 담배에 중독된 사람이 심리적인 안정을 얻기 위해서 담배를 피워야 하는 것과 똑같습니다. 독성 가득한 음식에 중독되면 당을 분해하는 과정 중 발생하는 해독 증상(가짜 허기)을 견딜 수가 없습니다.

이러한 불편한 증상은, 혈당이 떨어진 후 당을 분해하는 과정의 시작과 동시에 발생하지만, 이것을 저혈당증이라고 부를 수는 없습니다. 우리가 포도당을 소화하고 흡수하는 대신 간과 근육에 저장된 글리코겐을 사용하는 동안, 우리의 몸은 여전히 혈당이 충분한 상태입니다. 당을 분해하는 과정에서 생기는 이러한 불쾌감은 해독 활동 때문이며, 소화 활동이 끝났을 때 발생하는 노폐물 이동을 우리 현명한 몸이 예민하게 느끼기 때문입니다.

이 불편함을 해결하는 2가지 방법이 있는데 첫째는 '빨리빨리 공장음식'(빵 · 과자 · 콜라 등)이고 둘째는 '천천히 자연음식'(과일과 채소)인데 어리석은 우리 인간은 대부분 첫째를 선택합니다. 그리고 이런 과정은 내일도 모레도 이어집니다. 당신이 당뇨를 '평생의 친구'로 아무 생각 없이 믿고 살아가는 이유입니다.

'포도당신생합성'은 글리코겐 저장량이 고갈된 후 간이나 근육 조직에서 비탄수화물 물질(젖산 · 글리세롤 · 아미노산 등)을 포도당으로 전환해 혈당을 유지하는 대사 과정을 말합니다. 간이나 근육에 저장된 글리코겐이 감소하게 뇌면 '진짜 배고픔'이 신호를 보내게 되는데 바로 이 신호가 포도당신생합성의 시작을 막는 신호탄입니다. 간과 근육에 저장된 글리코겐이 바닥나면 우리는 죽을 만큼 고통스러워지는데, 현명한 우리의 몸은 그 밑바닥으로 내려가지 못하게 당신에게 신호를 보낸다는 말입니다. 진짜 배고픔과 가짜 배고픔을 구별하시기 바랍니다. 또한 '우리 몸은 항상 우리 편'이라는 자연의 원리를 항상 기억하시기 바랍니다.

몸속의 포도당 수치를 유지하기 위해 우리 몸의 간과 근육이, 비상용으로 남겨둔 글리코겐까지 곧바로 사용하기를 원할까요? 절대 그렇지 않습니다. 아사餓死 직전까지 인간의 몸은 글리코겐(비상용 식량)을 남겨두려고 노력합니다. 우리 몸은 우리 편이기 때문입니다. 진정한 배고픔은 근육량을 보호하고 포도당신생합성이 시작되기 전에 음식을 섭취하라는 명확한 신호를 보냅니다. 글리코겐 저장량이 자꾸 감소하기 때문입니다.

식물에 듬뿍 들어 있는 미량 영양소(비타민과 미네랄과 파이토케미컬 등)는 대사 과정에서 생기는 노폐물을 해독하고 손상된 세포를 복구하는 데 필수적인 물질입니다. 앞에서 말씀드린 산화 스트레스(독성 노폐물이 축적되면서 발생하는 금단 증상)는, 노폐물 해독과 세포를 복구하는 능력이 떨어지면서 발생합니다. 독소 축적으로 인한 이러한 산화 스트레스는 질병으로 이어집니다. 그리고 대부분의 질병은 당뇨의 합병증으로 인해 생긴다고 해도 무관합니다. 모든 생명체는 세포 내에서 원래의 상태로 돌아가려고 끊임없이 노력합니다. 노폐물과 활성 산소를 계속해서 제거합니다. 이러한 정상적인 상태가 비정상적인 상태가 되는 이유는 바로 미량 영양소의 결핍 때문입니다.

현명한 우리의 몸은 독성 노폐물을 끊임없이 피부와 호흡과 소변을 통해 배출합니다. 독성 노폐물의 수치는 소변검사를 통해 알 수 있습니다. 소변에서 측정되는 수치가 계속 높아질수록 산화 스트레스로 인한 질병이 진행된다고 볼 수 있습니다. 우리 몸의 해독 활동은 주기적으로 변화하는데, 수면과 식사의 리듬과 일치됩니다.[5] 이는 우리가 공복 상태일 때 몸이 가장 빨리 독성 노폐물을 배출하고 건강을 회복한다는 것을 의미합니다.

미량 영양소가 부족한 음식을 섭취하면 할수록 더 많은 독소가 축적되고 세포와 장기에 염증과 질병을 유발합니다. 이러한 독소의 축적은 소화기관이 더 이상 소화를 하지 않는 순간부터 허기를 더 느끼게 합니다. 따라서 우리는 금단 증상을 막기 위해 또다시 과식할 수밖에 없습니다.

음식의 소화가 완료되는 즉시 모든 신체 시스템에 변화가 나타나기 시작합니다. 일부 환자는 음식을 섭취하지 않은 지 몇 시간 이내에도 증상을 보고합니다. 예를 들어, 커피를 마시는 사람들이 커피를 거르면 몇 시간 이내에 금단 증상으로 인한 두통과 짜증을 느낄 수 있습니다. 정상 체중에 비해 과체중인 사람일수록 미량 영양소가 부족한 식사를 할 때 더 많은 독성 노폐물을 축적하게 됩니다.[6] 당연히 염증 지표와 산화 스트레스가 증가한다는 사실이 이미 널리 알려져 있습니다. 비만인일수록 더 많은 금단 증상을 경험하며 계속 더 많은 육류와 공장음식을 먹게 되는데, 바로 이 때문에 문제가 더 악화됩니다.

과일과 채소를 통해서 미량 영양소를 충분히 섭취하는 사람들은 그렇지 않은 사람들만큼 염증 지표가 축적되지 않습니다.[7] 여기서 중요한 점은 많은 현대인들이 현재 비만 상태라는 사실입니다. 비만과 질병과 당뇨병을 유발하는 중요한 요인은 현대 사회의 독성이 강한 음식 환경, 그 이상도 이하도 아닙니다. 마약 중독자가 계속해서 마약을 찾는 것과 같은데, 이것이 바로 다이어트가 항상 실패하는 이유입니다. 이 악순환을 끊는 비결은 미량 영양소의 양과 품질에 집중하는 것입니다. 그래야만 과도한 칼로리 섭취 욕구가 사라질 것입니다.

모든 세포는 작은 공장과 같습니다. 제품을 만들고 노폐물을 생산하며 이런 노폐물을 압축하고 해독하고 제거해야 합니다. 각종 공장음식과 육류의 과잉 섭취로 인해 노폐물이 축적되면 우리 몸은 가능한 한 이러한 노폐물을 소화하려고 시도하여 불편함을 유발합니다. 이는 제가 수천 명의 사람들을 관찰한 결과입니다.

우리가 저혈당이나 허기라고 생각했던 증상들이, 자연식물식을 실천한 결과 한두 달 만에 자연스럽게 사라지는 것을 저는 똑똑히 목격했습니다. 우리 몸의 모든 조직이 미량 영양소를 충분히 섭취하면 피로와 두통과 복통 증상이 사라졌습니다. 그런 후에 진짜 배고픔(침이 고이고 배에서 꼬르륵 소리가 나는) 증상이 시작됩니다. 이러한 감각이 살아나오면 식사는 더 즐거워지는데, 과거에 비해 덜 먹고도 배고픔이 사라지는 경험이 시작됩니다.

이러한 저는 이 연구 결과를 2010년 11월 영양학 저널^{Nutrition Journal}에 발표했습니다.[8] 미량 영양소가 가득한 식단으로 바꾼 700명 이상의 사람들에게 나타난 '배고픔에 대한 인식의 변화'를 기록한 연구였습니다. 자연식물식으로 바꾼 참가자들의 90% 이상이 가슴 위쪽과 목에서 배고픔을 느꼈다는 점, 그리고 이런 배고픔의 변화를 경험하는데 3~6개월이 걸렸다는 사실입니다. 3~6개월은 자연식물식을 시작한 후 독성 물질의 지표가 완전히 정상화하는 데 걸리는 기간과 일치합니다. 저의 연구 결과는 다음과 같습니다.

우리가 식사 후에도 가짜 배고픔을 느끼는 이유는, 단순히 칼로리가 부족해서가 아니라 그 음식에 미량 영양소의 밀도가 부족해서 생긴다는 사실입니다. 우리가 미량 영양소의 밀도가 높은 음식을 지속적으로 섭취하기만 하면, 초기에 생기는 약간의 불편함(인생의 모든 면에서와 마찬가지로)을 넘어, 질병과 비만으로부터의 완전한 해방이라는 선물을 평생 받을 수 있게 된다고 주장합니다.

진짜 허기는 우리 몸이 정상적으로 칼로리가 필요할 때 신호를 보냅니다. 진짜 허기를 위해 진짜 음식(자연식물식)을 섭취할 때는 처음부터 살이 찌지 않습니다. 그러나 우리는 독성 가득한 음식물에 둘러싸인 환경 때문에, 우리 몸이 얼마나 많은 음식이 필요한지 알려주는 신호와 소통하는 능력을 상실했습니다. 우리는 금단 증상의 노예가 되어 생물학적으로 칼로리가 필요하지 않을 때에도 하루 종일 먹습니다. 당신이 어떤 프로그램에 가입해서 살을 빼거나 어떤 약물(허기를 못 느끼게 해 주는)을 통해 살을 뺐다가 또다시 요요로 인해 더 살이 찌는 이유입니다.

당신이 진짜 음식으로 바꾸게 되면, 식사 후 몸이 더 많은 영양분을 필요로 할 때까지 어떤 증상도 느끼지 못합니다. 700만 년 넘게 자연에 적응해서 진화한 호모 사피엔스의 몸은, 이상적인 체중을 유지하기 위해 얼마나 먹어야 하는지 알려주는 정확한 신호체계를 장착하고 있습니다. 신은 우리 인간을 뚱뚱하게 창조하지 않았습니다.

제가 만난 수천 명의 사람들을 통해, 저는 이 현상이 실제 존재한다는 것을 증명했습니다. 자연식물식을 실천한 사람들이 약물과 수술 없이도 50kg 이상, 어떤 사람들은 100kg 이상을 감량하고 계속해서 지금도 그 체중을 유지하고 있습니다.

많은 사람들이 음식을 칼로리로 계산하는 습관에 얽매여 있습니다. 이렇게 되면 섬유질이나 미량 영양소가 부족한 식사를 하게 됩니다. 이 '칼로리 제한 다이어트'는 통제할 수 없는 배고픔과 갈망에 필연적으로 빠지게 됩니다. 이는 체중 감량에 실패하거나 체중을 감량했다가 결국 다시 증가하는 악순환을 초래합니다. 물론 한두 달 바짝 굶어서 살을 뺄 수도 있지만 장기적으로는 결국 실패합니다. 식사량 조절과 칼로리 계산에 기반한 다이어트는, 일반적으로 독성이 강하고 영양소가 낮은 음식을 섭취하게 하고, 중독성 있는 충동과 싸우고 덜 먹도록 요구합니다.

결국 신체에 영양실조를 유발하여 통제할 수 없는 갈망을 유발합니다. 자연의 원리에 기반하지 않는 이러한 다이어트는 허둥지둥하다가 실패합니다. 이런 사람들은 수없이 많은 다이어트를 쇼핑하는 중독자가 되어, 조금 뺀 다음 다시 찌는 과정을 평생 반복합니다. 사람들은 그래서 '다이어트는 평생 해야 하는 것'이라고 불평합니다. 그것은 마치 당뇨환자들이 '당뇨는 평생 친구처럼 지내야 하는 것'이라며 자포자기하는 일과 다르지 않습니다.

소식은 어떻게 장수를 불러오는가?

미량 영양소가 풍부한 음식일수록 소식을 하게 되는데 이것은 바로 '수명 연장'과 직결됩니다.

19세기 일본의 현자로 알려진 미즈노 남보쿠水野南北의 명저 '소식주의자'에는 '복팔푼腹八分이면 무의無醫'라는 말이 있습니다. 즉 '뱃속을 8할만 채우면 의사가 필요 없이 장수한다'는 말입니다. 복팔분이란 단순히 조금 덜 먹는 일이 아니라 욕심을 내려놓는 일이기도 합니다. 먹자마자 눈이 휘둥그레지는 가짜 음식이 아니라 천천히 몸으로 스며드는 진짜 음식을 말하는 것임을, 여기까지 책을 읽고 있는 당신은 벌써 눈치채셨을 것입니다.

칼로리를 줄이려는 노력은 아무 효과가 없다는 사실이 이미 밝혀졌습니다. 세상에 유행하는 다이어트는 '치고 빠지는' 공통점을 가지고 있습니다. 치고(돈을 벌고) 빠진(사라졌다가) 다음 새로운 다이어트를 만들어 재등장한다는 말입니다. 우리 인간은 속은 다음 또다시 속는 어리석은 동물입니다. 자연의 음식으로 바꾸십시오. 과일과 채소, 그리고 콩이나 씨앗류처럼 저칼로리에 미량 영양소가 풍부한 음식으로 바꾸십시오. 이런 음식들은 섬유질이 풍부해서 적은 양으로도 포만감을 느낄 수 있고, 씹는 것만으로도 만족감을 느낄 수 있습니다. 살이 빠지는 것은 당연한 순서입니다. 이 다이어트의 핵심 요소는 다음과 같습니다.

- 당신이 먹는 음식에 미량 영양소가 얼마나 풍부한지 확인하라는 개념(칼로리당 미량 영양소의 밀도)은 각종 질병(당뇨와 심장병 등)을 치료하는 일뿐만 아니라 비만에서 해방되는 식단에 대한 핵심 이론입니다.

- 영양소가 적은 음식(공장음식과 육류 등)은 독성 노폐물을 과도하게 만들어 내는 데, 활성산소(산소 쓰레기)와 최종당화산물과 같은 독성 물질이 주범입니다. 이 독성 물질은 가짜 배고픔(중독성 금단 증상)을 유발합니다, 당신이 더 자주 먹고 과식하게 되는 이유입니다.

- 미량 영양소의 밀도의 품질(H=N/C)은 '당신의 질병이 어느 정도 심각한지' 그리고 '당신이 얼마나 비만인지'에 따라 서로 다르게 적용됩니다.

이 이론은 단순히 체중 감량이라는 단순한 목적을 위해 사용되는 것이 아닙니다. 인류가 비만과 질병에서 해방되게 해주는 '평생 생활습관 음식처방'이라고 저는 주장합니다. 당신이 느끼는 배고픔이 가짜 배고픔이라는 사실을 인식하는 데에서 모든 것은 출발합니다. 영양소가 많고 칼로리가 적은 음식이 비만과 질병에서 당신을 구할 것입니다.

5장

설탕보다 고기가
당뇨에 더 위험한 이유

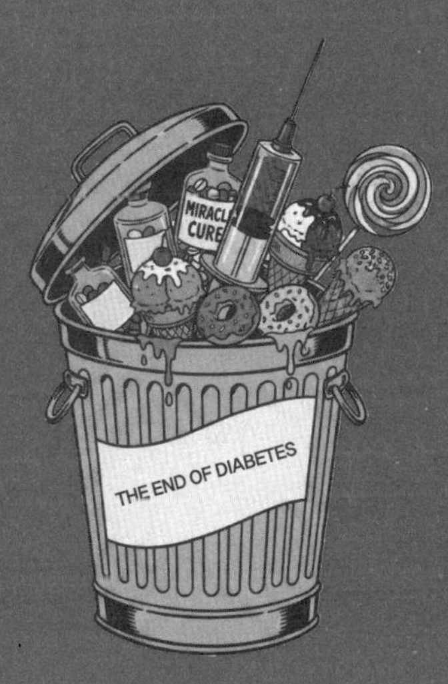

당신이 당뇨환자라면, 스테이크 한 조각을 처리하는데
필요한 인슐린의 양이 약 227g의 백설탕을 처리하는데
필요한 인슐린의 양과 같다는 말을 거의 듣지 못했을 것입니다.
당뇨는 그렇게 조용히 눈에 띄지 않게 진행됩니다.

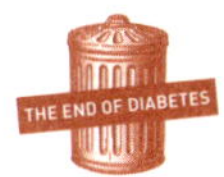

제시카Jessica는 2명의 10대 아이를 둔 48세의 여성으로 88kg의 비만이었습니다. 제가 종종 정크비건Junk-Vegan이라고 부르는 전형적인 사람이었습니다. 그녀의 식탁은 거의 공장음식(빵이나 과자와 같은 정제 탄수화물)으로 채워져 있었고 과일과 채소는 거의 먹지 않았습니다. 그녀는 스스로 자기 몸을 쓰레기통에 비유하곤 했습니다. 악취와 벌레가 들끓는 몸이라고 자학했습니다. 각종 통증에도 시달렸는데, 심장 통증과 함께, 오십견으로 어깨가 아파서 움직이기 힘들 정도였고 역류성 식도염으로 고생했습니다. 몸이 피곤해서 하루에 3번 낮잠을 잤고, 각종 피부질환에 시달리고 있었습니다.

불면증을 앓았고 자다가 2~3번 깨어나 화장실을 가기 일쑤였습니다. 당뇨에 시달리느라 시력도 많이 흐릿해진 상태였습니다. 오른발 두 발가락에 말초신경병증도 있었습니다, 머리카락도 많이 빠졌고 그야말로 약물에 절은 시한폭탄과 같았습니다. 제시카의 공복혈당 수치는 282였고 당화혈색소 수치는 12.2, 그리고 혈압은 150/110이었습니다.

그녀는 친구의 권유로 온라인으로 운영되는 저의 프로그램에 가입했습니다. 그녀는 제가 주장하는 미량 영양소의 밀도가 높은 자연식물식을 철저히 실천했습니다. 6개월 후에 체중이 20kg이 줄어 68kg의 적당한 몸으로 변했다고 즐거워했습니다. 공복혈당 수치는 현재 96, 당화혈색소 수치는 5.4, 혈압은 110/70으로 회복되었습니다. 이제 그녀는 갑상선 기능을 위한 약간의 레보티록신**Levothyroxine** 한 가지만 복용할 뿐입니다. 그녀는 현재의 건강 상태를 다음과 같이 표현했습니다.

"더 이상의 통증은 없습니다. 역류성 식도염도 사라졌고 오십견은 98% 치유되었습니다. 시력도 회복되었고 말초신경병증도 3개월 만에 완전히 사라졌습니다. 낮잠도 자지 않고, 소변 때문에 잠에서 깨어나지도 않습니다. 머리카락이 풍성해졌고 시력이 좋아졌으며 피부도 밝아졌습니다. 저는 새로 태어났습니다. 이 모든 것이 6달 만에 이루어진 기적입니다." 같은 직장에 근무하는 제시카의 동료들도 모두 놀랐습니다.

"6개월 동안 직장에 휴직계를 냈었는데, 휴직을 끝내고 지난 금요일에 사무실에 갔어요. 사람들이 저를 전혀 알아보지 못했습니다. 제가 어떻게 해서 '뚱뚱한 인간 종합병원'에서 날씬한 여자로 변했는지 설명하느라 하루 종일 바쁘게 지냈습니다. 그날 펄먼 박사님의 책을 최소 몇 권

정도는 팔았다는 생각이 들었습니다. 하하하~"

고기보다 브로콜리에 단백질이 더 많다고?

'고기를 먹어야 힘이 난다'거나 '단백질이 중요하니까 닭가슴살을 먹어야 한다'는 매스컴의 논리에 현혹당하며 살아온 당신은, '녹색 채소에 칼로리당 단백질 함량이 더 높다'고 제가 말하면 깜짝 놀라곤 합니다. 오랫동안 대부분의 서구인은 동물성 식품에만 필수 아미노산이 모두 들어 있고 식물성 단백질은 불완전하다고 배웠습니다. 그것은 오류가 아니라 거짓입니다. 우리는 동물성 단백질이 식물성 단백질보다 우수하다고 배웠습니다. 이것 역시 거짓입니다. 우리는 육가공업체가 연구원들을 매수해 만든 가짜 논문에 세뇌되었습니다.

코뿔소·하마·고릴라·기린·코끼리가 풀(채소)만 먹고 어떻게 그렇게 커질 수 있는지에 대해 우리는 깊이 생각해 본 적이 없습니다. 지구상에서 숨 쉬는 모든 동물은 허공에서 아미노산을 생성하지 않습니다. 모든 아미노산은 식물에서 유래한다는 뜻입니다. 신체에서 생성되는 비필수 아미노산조차도 신체에 의해 약간 변형되는 염기성 아미노산일 뿐입니다. 따라서 사자의 근육은 얼룩말과 가젤(채식을 하는)이 섭취한 아미노산을 통해서 단백질을 만들어 냅니다. 근원적으로 풀(채소)을 통해 사자도 만들어졌다는 뜻입니다. 풀과 채소는 지구상 모든 생물을 만든 모든 단백질의 어머니입니다.

저는 수백 명의 사람들에게 이 질문을 했습니다. 100칼로리의 등심 스테이크와 100칼로리의 브로콜리 중 어느 것이 단백질이 더 많습니까? 사람들은 큰 소리로 '스테이크!'라고 합창하듯 대답합니다. 제가 '정답은 브로콜리입니다'라고 말하면 '브로콜리에 단백질이 있다는 걸 몰랐네요'라고 갸우뚱합니다. 일반인뿐만 아니라 제 강의에 참석하는 의사와 영양사들조차 재빨리 '스테이크!'라고 자진해서 대답합니다. 그들은 브로콜리가 다른 육류보다 칼로리당 단백질 함량이 더 높다는 사실, 그리고 녹색 채소를 많이 섭취하면 상당한 양의 단백질을 섭취할 수 있다는 사실에 놀랍니다. 약 30g짜리 냉동 브로콜리 한 봉지에는 10g 이상의 단백질이 들어 있습니다. 당신이 단백질의 대부분을 채소와 콩에서 섭취하면 100점 만점에 120점이 되는 셈입니다.

당신이 당뇨환자라면, 스테이크 한 조각을 처리하는 데 필요한 인슐린의 양이 약 227g의 백설탕을 처리하는 데 필요한 인슐린의 양과 같다는 말을 거의 듣지 못했을 것입니다. 어떤 의사도 이 말을 하지 않는 이유는 스테이크가 혈당 수치를 실질적으로(당장) 증가시키지 않으므로 고기가 당뇨환자에게 안전한 음식처럼 보이기 때문입니다. 당뇨는 그렇게 조용히 그리고 눈에 띄지 않게 진행됩니다.

당뇨환자의 인슐린 저항성은 췌장이 인슐린을 생산할 수 있지만 세포가 이에 대해 무감각한 상태를 나타냅니다. 인슐린은 포도당이 세포로 들어가기 위해 통과해야 하는 문을 여는 열쇠 역할을 합니다. 개방된 문이 너무 좁거나 문에 달린 자물쇠가 녹이 슬어서, 이 호르몬이 존재함에도 불구하고 열기 어려울 때 인슐린 저항성이 발생합니다. 세포가 인슐린(약물)에 너무 자주 너무 많은 양으로 접촉하면 세포는 손상되어 암으로 변할 수 있습니다.

인간의 몸은 과도한 단백질을 쉽게 처리하지 못하게 설계되었습니다. 인간의 몸은 이처럼 과도하게 들어온 단백질을 콜라겐 섬유로 전환한 다음 모세혈관 벽의 기저막(조직의 바깥에 위치한 얇은 막)에 저장합니다. 기저막에 저장되기 때문에 당뇨환자에게 아무런 문제가 되지 않는 것처럼 보입니다. 그러나 단백질 과다 섭취가 췌장의 인슐린 분비 감소로 이어진다는 사실을 아는 의사들은 거의 없습니다. 췌장에 영양분을 공급하는 모세혈관의 기저막이 단백질 섬유로 막히면, 인슐린 생성과 같은 중요한 기능이 억제된다는 사실 말입니다.

단백질을 먹는다고 단백질로 합성된다는 생각을 버리는 '깨달음'이 중요합니다. 단백질은 반드시 아미노산으로 분해됩니다. 그런 다음 다시 단백질로 재합성되는 과정을 동반하는 사이클을 반드시 거치게 되어 있습니다. 만일 당신이 육류와 같은 농축 단백질 음식을 먹는다면, 당신의 몸은 이러한 음식에서 나온 아미노산으로부터 단백질을 합성하기 위해 많은 인슐린이 필요합니다. 단백질 합성을 위해서는 반드시 많은 양의 인슐린이 필요하다는 말입니다. 당연히 췌장은 인슐린을 분비해야 합니다. 즉 단백질을 많이 섭취할수록 인슐린도 많이 만들어야 하므로 인슐린 저항성, 즉 당뇨의 가능성은 치솟을 수밖에 없습니다.

따라서 당신이 일반 크기의 스테이크를 먹었을 때, 당신의 췌장은 탄산음료 한 캔에 들어 있는 설탕의 12배를 먹는 것보다 더 많은 인슐린을 분비해야 합니다. 게다가 당신이 대부분의 서구인처럼 식사하게 되면(스테이크를 먹고 감자와 달콤한 디저트를 먹고 탄산음료를 마시면) 인슐린 저항성은 더욱 높아질 수밖에 없습니다.

당뇨환자들은 대부분 심장마비로 사망합니다. 왜냐하면 육류 위주의 식사는 동맥경화를 촉진하고 혈전의 발생을 가속화하기 때문입니다. 당연히 신부전의 위험도 증가됩니다. 동물성 식품(고기·생선·계란·우유·유제품 등)을 많이 먹고 과일과 채소를 적게 먹으면 결국 '뚱뚱한 인간 종합병원'이 될 수밖에 없습니다. 당신이 지금 당뇨로 고생하고 계시면 과일과 채소와 콩류와 씨앗류가 많은 자연식물식 식단을 가까이하고 공장음식과 동물성 식품을 최소화하는 방법밖에 없다고 거듭 강조합니다.

아직도 많은 사람들이, 설탕과 정제된 곡물과 고혈당 식품이 혈당과 중성지방을 높인다며, 정제된 탄수화물 대신 동물성 식품을 더 많이 섭취해야 한다는 가짜 논리를 받아들이고 있는 것이 사실입니다. 의심할 여지 없이 설탕과 밀가루와 가공식품은 건강에 좋지 않습니다. 육류 위주의 식단이 혈당을 조절하고 체중 감량(단기적으로)에 도움이 될 수 있는 것은 사실입니다. 그러나 그것은 마치 살을 빼려다가 혈관이 막혀 수술대에 오르는 일과 마찬가지라고 저는 주장합니다. 천연의 항산화제와 식이섬유가 제로(0)인 육류 위주의 식단은 암과 심장질환, 그리고 신장질환과 같은 심각한 질병에 노출된다는 사실을 분명히 아셔야 합니다.

최근의 연구 결과에 따르면 케토제닉 식단(저탄고지 등)은 '대사장애를 유발해서 심근경색을 유발한다'는 사실이 밝혀졌습니다.[1] 즉, 벌레를 잡으려다가 초가삼간을 통째로 태우는 격이 된다는 말입니다. 살을 빼려다가 장례식장으로 직행한다는 말입니다.

저는 개인적으로 키토제닉 식단이 가장 위험하다고 주장합니다. 각종 의학 보고서에 따르면 키토제닉 식단은 심장을 부풀어 오르게 하는 심근병증**Cardiomyopathy** (심장의 근육이 풍선처럼 부풀어 오르는)을 유발하는 것으로 밝혀졌습니다. 이 질병은 육류 위주의 식단을 중단해야만 회복될 수 있습니다.[2] '앳킨스 다이어트'나 '듀칸 다이어트'의 초기 단계에서 짧게 케토제닉 다이어트를 하는 것조차 위험한데, 전해질 불균형으로 인한 심장 부정맥으로 사망하는 사례도 종종 발생했습니다.[3] 동물성 식품(고기 · 생선 · 계란 · 우유 · 유제품 모두 포함) 위주의 식단은 단기적으로 위험할 뿐만 아니라 장기적으로는 더욱 위험합니다. 특히 당뇨환자의 경우 동물성 단백질 섭취를 피하고 자연 식물식 위주의 식사를 할 때 질병을 회복할 가능성이 훨씬 높습니다.

연구 보고서에 따르면, 동물성 식품을 많이 섭취하면 분지쇄아미노산**BCAA**이 과잉 생성되어 인슐린 기능을 더욱 억제하고 당뇨병 관리를 악화시킨다는 사실이 밝혀졌습니다.[4] 분지쇄아미노산이란 발린Val, 류신Leu, 이소류신Ile의 3가지 아미노산을 총칭하는 용어로, 이것들이 과잉 생성되면(동물성 단백질과 보충제를 다량 섭취하면) 생식 기능이 현저히 저하되기 때문에 남성 정자의 질이 떨어지게 됩니다. 허우대는 멀쩡해졌지만(보충제를 섭취하고 헬스장에서 근육을 단련했지만) 정작 남자구실을 못하게 되는 비극적인 상황이 벌어진다는 말입니다. 육류와 당뇨병의 연관성을 지적하는 연구는 수도 없이 펼쳐집니다.

최근 '유럽 전역의 암과 영양소의 관계 연구'European Prospective Investigation into Cancer and Nutrition에서는 무려 38,094명의 식단을 분석했습니다. 연구진은 동물성 단백질 섭취의 칼로리가 5% 증가할 때마다 당뇨병 위험이 30% 증가한다는 놀라운 사실을 발견했습니다.[5] 단백질이라고 모두 똑같은 것이 아니라는 사실을 아셔야 합니다. 동물성 단백질 섭취 증가는 체질량 지수BMI, 허리둘레, 혈압 증가와도 뚜렷한 비례관계를 보였지만, 식물성 단백질의 경우, 당뇨병 위험 증가와 전혀 관련이 없다는 사실을 밝혀냈습니다. 단백질에도 품질의 차이가 있다는 말입니다. 당신은 이제 좋은 품질의 식물성 단백질과 조악한 품질의 동물성 단백질을 구별할 수 있게 되었습니다.

육류 위주의 식단이 당뇨병을 유발하고 악화시킨다는 사실을 확인하는 보고서는 트럭에 한가득 찰 정도로 많습니다. 2002년부터 미국과 캐나다의 96,000명을 추적한 '재림교 건강연구2'Adventist Health

Study 2에 따르면 "채식 위주의 식사를 하는 사람들은 콜레스테롤 수치와 혈압과 당뇨병 발생률이 현저히 낮다. 핵심은 간단하다. 과일·채소·통곡물·견과류·콩류·씨앗류 등 가공되지 않은 '진짜 음식'을 먹는 것이다."라고 밝히고 있습니다. 이 연구는 동물성 식품을 전혀 섭취하지 않는 사람들과 동물성 식품을 소량이라도 섭취하는 사람들을 비교했을 때, 채식주의자들의 당뇨병 유병률이 비채식주의자(조금이라도 동물성 식품을 먹는 사람들도 모두 포함)의 약 1/3(2.9% 대 7.7%)인 것으로 나타났습니다.[6] 당뇨병을 치료하는 가장 좋은 방법은 가공식품과 고혈당 탄수화물, 그리고 동물성 단백질 중심의 식단을 피하는 것이라는 사실이 명확히 밝혀졌다는 말입니다.

저는 병원에 근무하면서, 고단백 식단을 추천하는 의사의 추천을 받은 당뇨환자들이, 심장질환과 신장질환으로 고생하는 광경을 수도 없이 목격했습니다. 수많은 사람들이 잘못된 주장 때문에 고통받고 목숨을 잃었습니다. 이 잘못된 의료 행위로 책임지는 의사는 아무도 없습니다. 아직도 많은 의사가 여전히 당뇨환자에게 이러한 식단을 권장하고 있습니다.

우리 어리석은 인간들은 자기가 좋아하는 소리만 듣는 경향이 있습니다. 지방과 단백질(양념으로 범벅된)을 우리 인간들이 좋아하기 때문에, 이런 이론이 귀에 쏙 들어간다는 사실을 저도 잘 알고 있습니다. 죽음을 눈앞에 두고 진실을 깨닫는다면 너무 늦습니다. 지금도 조금만 눈을 돌리면 독성 가득한 육류와 공장음식을 먹으라고 '소리 높여' 외치는 광고를 쉽게 볼 수 있습니다. 그들은 그로 인해 돈을 조금 더 벌 수 있을지 몰라도, 저는 제 이론을 외치는 것으로 돈을 벌 수는 없습니다. 다만 당신이 비만과 질병으로부터 해방되기를 바라면 진실을 외칠 뿐입니다.

몇 가지 증거를 더 살펴보겠습니다. 2004년 5월 뇌과학회보Annals of Internal Medicine 연구에 따르면, 앳킨스 다이어트(저탄고지)를 한 사람의 1/3이 LDL 콜레스테롤 수치가 크게 증가했으며, 사실상 LDL 수치를 100 미만으로 낮춘 사람은 거의 없었습니다. 제가 주장하는 자연식물식은 콜레스테롤 수치를 급격하게 낮추는 것으로 검증된 유일한 식단으로, 이는 의학 저널 '신진대사'Metabolism에 보고된 내용입니다.[7] 목표는 어떠한 약물의 개입 없이 LDL 콜레스테롤을 100 미만으로 낮추는 것인데, 이는 육류 위주의 식단으로는 거의 불가능합니다.

2000년에 발표된 한 획기적인 연구에서는 저탄고지 식단을 실천하는 사람들의 동맥에서 실제로 어떤 일이 일어나는지 측정했습니다. 컴퓨터 단층촬영SPECT을 사용하여 관상동맥 내 혈류를 직접 측정하여, 자연식물식을 실천한 16명과 육류 위주의 저탄고지를 실천한 10명을 대상으로 심장질환 발생을 조사했습니다. 결과는 충격적이었습니다. 자연식물식을 실천한 사람들은 심장질환이 치료되는 것을 보였습니다. 부분적으로 막혔던 동맥이 말 그대로 깨끗이 청소되었고 관상동맥을 통해 심장으로 가는 혈류가 40%나 증가했습니다. 또한 육류 위주의 음식을 섭취한 사람들은 심장혈관의 혈류량이

40% 넘게 감소하면서 심장질환이 빠르게 진행되는 것으로 나타났습니다.[8]

저탄고지 식단의 문제점은 '영국의학저널'British Medical Journal 에 발표된 대규모 연구에서 더욱 자세히 입증되었습니다. 연구진은 30~49세 사이 44,000명의 스웨덴 여성을 대상으로 조사하고 평균 15년 동안 추적 관찰했습니다. 15년 동안 43,396명의 여성에게 1,270건의 심혈관 질환이 발생했습니다.(허혈성 심장질환 55%, 허혈성 뇌졸중 23%, 출혈성 뇌졸중 6%, 지주막하출혈 10%, 말초 동맥질환 6%) 연구원들은 또한 저탄고지 식단을 따르는 사람들의 심혈관 질환 발병률이 무려 2배 이상 증가한다는 사실도 발견했습니다.[9]

계속되는 전문가들의 연구 결과가 세상에 발표되면서 저탄고지의 선봉장이었던 앳킨스 다이어트는 그 인기를 잃게 되었습니다. 그러나 안타깝게도 '팔레오 다이어트'나 '듀칸 다이어트'처럼 비슷한 전략을 사용하면서 다른 이름을 가진 새로운 다이어트들이 계속해서 등장하면서 어리석은 우리 인간들을 계속 유혹하고 있습니다. 다이어트를 하면서 고기와 생선 등 육류를 계속 섭취할 수 있다는 캐치프레이즈는 우리를 유혹하기에 충분합니다. 그러나 모든 유혹이 그렇듯 우리는 그 대가를 치러야 합니다. 특별히 우리 당뇨환자들은 이러한 판단의 실수로 인해 고통이 증가하고 수명이 단축될 수 있기 때문에 그러한 실수를 할 여유가 없습니다.

'팔레오 다이어트'는 선사시대의 식습관을 모방하여, 동물성 식품을 50~80% 섭취하는 식단이 수명을 연장하는 최고의 방법이라고 주장합니다. 이 권장량은 오늘날 미국인의 평균 동물성 식품 소비량(엄청나게 많은)의 2~3배에 달합니다. 초기 인류는 세계 여러 지역에서 다양한 식단을 섭취했지만 '그들이 무엇을 먹었는지'가 중요한 것이 아닙니다. 진정으로 중요한 질문은 '그들이 얼마나 건강하게 장수했는지'입니다. 이 질문에 대한 답은 오늘날의 압도적인 증거를 통해 명확하게 증명되었습니다.

암과 심장질환뿐만이 아닙니다. 육류 중심의 식사는 신장질환에도 엄청난 문제를 일으키는 것으로 밝혀져 세상을 놀라게 했습니다.[10] 45세 이상 성인의 약 25%는 어느 정도 신장에 문제가 있는 것으로 알려져 있는데, 특히 당뇨나 고혈압 환자에게는 더 심각한 것이 현실입니다. 신장은 문제가 심각하기 전에는 밖으로 잘 나타나지 않는 것이 대부분입니다. 그러나 당뇨환자의 경우 신장병이 미미하더라도 회복하기에 너무 늦을 수 있다는 사실에 주의하셔야 합니다. 실제로 이 연구의 수석 연구원인 나이트**Knight** 박사는 "고지방·고단백 식단과 단백질 보충제 등의 과잉 섭취는 신장 기능의 약화에 결정적 역할을 합니다."라고 결론지었습니다. 육류를 많이 먹으면 통풍의 발생과 신장 결석의 위험이 높아진다는 것은 너무도 잘 알려진 사실입니다.[11]

폴 크로포드**Paul Crawford** 박사는 '고지방·고단백 식단이 신장질환을 유발하는 이유는 신장에 흉터를 만들기 때문'이라고 발표했습니다. 특히 근육을 키우는 보디빌더들에게 이러한 음식은 '신장에 가해지는 부담 때문에 신장에 흉터를 형성하여 신장 기능을 저하시킨다'라고 지적했습니다. 크로포드 박사는 "만성 신장질환은 가볍게 여겨서는 안 되는데, 신부전은 완치할 수 없습니다. 유일한 치료법은 신장 투석과 신장 이식뿐입니다. 이 연구는 건강한 운동선수에게서도 신장 기능에 악영향을 미쳤으며, 이는 고단백 식단을 하는 모든 사람에게 중요한 메시지를 전달합니다."라고 결론을 내렸습니다.[12]

세상에는 영양소와 영양소밀도가 우리 몸에 얼마나 중요한지 깨우쳐주는 방대한 양의 과학 문헌이 쌓여 있습니다. 저는 이 책을 쓰기 위해서 '먹는 것이 얼마나 중요한지'를 입증하는 20,000건 이상의 문헌을 검토했음을 밝혀둡니다. 단순히 저의 주장(자연식물식)을 뒷받침해 주는 문헌이 아니라, 세상의 모든 연구와 그 보고서를 조사했다는 사실도 거듭 밝혀둡니다.

우리 인간은 700만 년 전 침팬지에서 분화되어 아프리카 대륙에서 살아남아 진화했다는 사실을 우리는 이제 알게 되었습니다. 우리 호모 사피엔스는 침팬지와 고릴라와 원숭이와 똑같은 영장류靈長類, Primates입니다. 영장류란 '생명체 중에서 제일 우두머리'란 뜻으로 간단히 말해서 '똑똑한 동물'을 말합니다. 지구상의 거의 모든 영장류는 자연산을 먹습니다. 침팬지의 경우 음식이 부족할 경우 간혹 다른 동물을 잡아먹기도 하지만 99%는 자연산 식물(나뭇잎과 과일 등)을 먹습니다. 침팬지와 인간의 유전자는 99%가 동일하다는 사실을 과학자들은 이미 밝혀낸 바 있습니다. 인간도 똑똑한 동물이지만 침팬지도 역시 똑똑한 동물로, 우리의 조상이라는 사실은 수많은 인류학자에 의해 증명된 사실입니다. 우리 인간은 자연의 음식(자연식물식)을 하도록 설계된 동물입니다.

당신이 만일 이 문제에 대해 궁금하시다면 저 유명한 〈산 음식, 죽은 음식〉80/10/10 Diet을 권해드립니다. 더글라스 그라함Douglas Graham 박사의 이 명저는 '700만 년 진화해 온 호모 사피엔스가 자연 상태에서 무엇을 먹는 동물이었는지' 속 시원히 풀어내고 있습니다. 직립보행·꼬리·혀·발톱·대장의 길이·수면·턱의 움직임·치아구조·소화효소·간의 크기 등을 통해 인간이 육식동물이 아님을 증명해 냅니다. 야생동물에게 질병과 비만이 없는 이유는 그들이 모두 자연에서 나온 음식을 가공하지 않고 먹기 때문이라는 그라함 박사의 촌철살인의 논리를 체험해 보시기 바랍니다.

아직도 수많은 사람들이 저탄고지의 늪에서 빠져나오지 못하고 있는 것이 사실입니다. '잠깐 살을 빼고 장기적으로 병을 얻어가는 다이어트'라고 저는 표현하고 싶습니다. 그들은 양념한 고기로 코와 혀를 자극하는 동물성 음식과, 근육질의 보디빌더에게 눈을 돌리게 하는 단백질 보충제로 당신을 유혹합니다. 그들은 이제 육류업체 및 식품업체와 협업으로 맹공을 늦추지 않고 있습니다. 이처럼 상업자본주의와 결탁한 다이어트와의 싸움은 외롭고 힘들 수밖에 없습니다. 그러나 저는 진실에 기반한 논리로 끝없이 전진할 것입니다.

질병 없이 오래 사는 것이 우리 인간의 목표입니다. 체중 감량만이 유일한 목표가 아니라는 말입니다. 담배를 피우거나 코카인을 흡입하는 것으로도 체중을 줄일 수 있습니다. 살을 조금 빼려다가 비명횡사하는 어리석음을 범하지 않기를 부탁드립니다. 육류와 단백질 보충제를 통해 저탄고지를 꾸준히 한 지 한 달 후에, 당뇨에서 회복된 사람을 제 의사 생활 30년 동안 단 1명도 만나지 못했습니다. 당뇨병을 넘어서, 그들에게 심장마비나 신장질환으로 질병이 악화된 이유가 바로 그 고지방·고단백 식사 때문이었다고 말하는 것은 슬픈 일입니다.

그러나 저는 당신에게 좋은 소식을 전할 수 있습니다. 저는 영양의학 분야의 30년 전문가로서 매일 수많은 당뇨환자를 맞이합니다. 저는 확신을 가지고 말할 수 있습니다. 제가 주장하는 자연식물식 위주의 식사를 하면 인슐린과 각종 약물에서 완전히 해방될 수 있다고 저는 주장합니다. 각종 동물성 식품을 식단에서 없애기만 하면 됩니다. 그와 같은 고단백 식단을 피하기만 하면 당뇨병이 불과 한두 달 만에 드라마틱하게 사라지고 날씬한 몸매까지 갖게 된다는 사실을 다시한번 강조합니다. 부작용이 전혀 없는 친환경 해법이기 때문입니다.

고기는 얼마나 먹는 것이 좋을까?

저는 '고기는 절대 안 된다'고 플래카드를 들고 시위하는 동물해

방론자는 아닙니다. 때론 어쩔 수 없이 육류를 섭취할 수도 있습니다. 부활절이나 추수감사절과 같은 명절에 우리는 쿠키나 케이크와 같은 정제 탄수화물을 섭취할 수도 있습니다. 문화의 차이나 개인의 차이, 그리고 상황에 따라 변할 수 있는 것이 음식 습관입니다. 저는 전체 칼로리의 85% 이상을, 영양소밀도가 풍부한 자연식물식을 해야 한다고 주장합니다.

특히 당뇨병을 오랫동안 앓았거나 심장질환 및 고혈압이 있고 상당히 과체중인 경우, 동물성 식품을 더 적게 섭취하는 것이 아니라 최소한으로 섭취할 것을 강조합니다. 대부분의 사람은 일주일에 2~3번 소량의 동물성 식품을 섭취하는 것으로 충분하지만, 어떤 사람들에게는 이 소량의 동물성 단백질만으로도 콜레스테롤 수치가 높게 올라갈 수 있습니다. 당뇨병을 치료하거나 예방하길 원하는 분은 1주일에 1~2번(50g 정도)의 동물성 식품 섭취를 권장합니다. 육류를 자주 드시는 분이라도 채소 요리·스튜·수프 또는, 샐러드에 풍미를 더하는 조미료처럼 소량만 드시고 절대 배불리 고기를 먹지 않아야 합니다. 이렇게 하면 당신은 평생 당뇨로 고생하지 않아도 되고, 지금 고생하시는 당뇨도 뿌리 뽑을 수 있다고 단언합니다.

생선 또한 육류(동물성 식품)에 포함됩니다. 일주일에 생선을 2번 이상 섭취하면 당뇨병 발병률이 상당히 높아진다는 결과를 알려드립니다.[13] 이 연구진은 14년~18년 동안 약 20만 명을 추적 조사한 결과, 생선 섭취가 증가할수록 당뇨병 발병 위험이 증가한다는 사실을 발견했습니다.

　참가자들이 1주일에 5회 이상 생선을 섭취했을 때, 1달에 1번 미만으로 생선을 섭취한 사람들에 비해 당뇨병 발병률이 22% 증가했습니다. 연구자들은 식단에서 생선을 더 많이 섭취할 때 당뇨병 위험이 악화되는 이유를 밝혀내지 못했습니다. 생선의 지방이나 농축 단백질, 또는 생선에서 발견되는 다이옥신이나 수은과 같은 독소의 영향인지는 확실하게 밝혀낼 수는 없었습니다. 그러나 생선 또한 다른 육류와 마찬가지로 당뇨환자나 당뇨병 발병 위험이 있는 사람들에게 적합하지 않다는 사실만은 분명히 밝혀냈습니다. 저는 식단에 생선을 섭취하는 것이 당뇨에 장점이 전혀 없다는 것을 분명히 하고 싶습니다.

　특히 붉은색 고기는 완전히 피해야 합니다. '당뇨환자의 육류 섭취에 대한 연구'에 따르면 붉은색 고기 섭취량이 많은 사람들의 심장병 발병률이 50% 더 높았습니다.[14] 연구자들은 이것이 붉은색 고기의 높은 포화지방 함량 때문이 아니라 붉은 고기에 함유된 헴철Heme Iron(육류에 포함된 철분)과 관련이 있다고 발표했습니다. 공장음식(가공식품)과 동물성 식품 섭취의 증가는 사망률 · 당뇨병 · 심장질환 증가와 깊은 관련이 있습니다.[15] '대사 증후군에 대한 대규모 연구'에서 중성지방과 고혈당의 발생률이, 붉은색 고기 · 가공육 · 튀긴 음식 · 정제된 곡물 · 다이어트 탄산음료와 심각한 관련이 있는 것으로 나타났습니다.[16] 여러 가지 위험한 음식을 섞어서 먹으면 먹을수록 질병은 더 치명적으로 악화됩니다. 더하기로 악화되지 않고 곱하기로 악화됩니다. 3+3=6이 아니라 3x3=9가 된다는 말입니다.

대사 증후군은 당뇨병 및 사망률 증가와 관련된 심혈관 질환의 집합체입니다. 연구에 따르면, 채소·콩·과일·견과류 섭취량이 많고 동물성 식품 섭취량은 매우 적은 식단을 선택할 때 심장질환을 가장 효과적으로 예방하고 치료하는 것으로 나타났습니다.[17] 심각한 건강 문제가 있고 신체가 회복되기를 기대한다면 가공식품과 동물성 식품 섭취를 모두 줄여야 합니다. 다이어트 옹호론자들은 종종 둘 중 하나만을 악당으로 만들려고 합니다.

올해 나온 가장 흥미로운 연구는 계란이 당뇨병에 미치는 부정적인 영향이었습니다. 연구원들은 일주일에 계란 7개를 섭취하는 사람들은, 계란을 전혀 섭취하지 않는 사람들보다 당뇨병 발병 위험이 58% 더 높다는 사실을 발견했습니다.[18] 더욱이 계란과 유제품의 섭취는 심부전 위험 증가와도 관련이 있으며, 최대 23%까지 위험도가 높습니다.[19] 계란 섭취나 유제품 섭취는 당뇨환자에게 적합하지 않습니다. 계란 섭취나 유제품 섭취는 혈당조절을 악화시키고 심장질환 위험을 증가시키는데, 이는 이미 심장질환 위험이 높은 당뇨환자에게는 더 위험합니다. 다시 한번 말씀드리지만 동물성 식품을 줄이십시오. 소량의 생선을 일주일에 한 번만 먹거나, 닭고기를 일주일에 한 번 먹거나, 이런 식으로 드십시오.

저는 당신에게 완벽한 채식주의자가 되라거나 100% 비건이 되라고 주장하지 않겠습니다. 우리 인간은 모두 사회적인 동물이기 때문입니다. 1주일에 한 번 정도의 육류와 1주일에 한 번 정도의 생선 정도는 허용합니다. 생선과 육류를 모두 합쳐 1주일에 170g 이하로 유지하시기를 권장합니다. 이 정도면 질병으로부터 안전하기 때문입니다.

이것이 전부입니다. 이것은 너무 중요하기 때문에 당뇨와 같은 질병이 있는 분은 반드시 지켜야 합니다.

계란과 당뇨는 어떤 관계가 있을까?

1. '간호사 건강 연구'**The Nurses' Health Study**를 비롯한 각종 연구에 의하면, 하루에 1개 이상의 계란을 먹는 당뇨환자들은, 1주일에 1개 미만으로 먹는 당뇨환자에 비해, 심혈관 질환에 걸리거나 사망할 위험이 2배 이상 높았습니다.[20]

2. 당뇨환자를 대상으로 한 그리스의 연구에 따르면, 매일 하루 1개 이상의 계란을 꾸준히 먹는 사람들은, 계란을 먹지 않는 당뇨환자에 비해 심혈관 질환으로 인한 사망위험률이 5배 증가했습니다.[21]

3. 경동맥의 플라크를 연구하는 최근의 조사에 의하면, 1주일에 3개 이상의 계란을 섭취하면 1주일에 2개 이하로 섭취하는 사람에 비해 훨

썬 더 많은 플라크를 생성하는 것으로 밝혀졌습니다. 1주일에 계란 5개를 40년 이상 섭취한 사람의 경우, 담배 1갑을 40년 동안 피운 사람에 비해 2/3배 정도의 플라크를 생성했고 다른 질병의 위험도 역시 비슷했습니다. 일반적인 관점에서 보면 계란이 혈중 콜레스테롤과 별 관련이 없어 보이지만, 실제로는 심각한 관계가 있음을 증명하는 것입니다.[22]

4. 1주일에 5개 이상의 계란을 먹게 되면 당뇨와 전립선암의 위험률을 현격히 높이는 것으로 발표되었습니다.[23]

모든 데이터를 분석한 결론에 의하면, 계란이 건강에 매우 해롭다는 사실입니다. 특별히 당뇨와 심혈관 질환에는 치명적이라는 사실을 증명하고 있습니다.

채식만으로 단백질은 차고도 넘친다

대부분의 환자는 저에게 이런 질문을 합니다. "제 주위에서는 '식물성 음식에는 단백질이 부족하기 때문에 동물성 식품에서 단백질을 충분히 섭취해야 한다'고 말하는데 박사님은 왜 그런 주장을 하시나요?" 대다수의 사람은 아직도 잘못된 신화에 사로잡혀 있는 것이 사실입니다. 무엇이든 골고루 먹어야 한다든가, 고기를 먹어야 힘이 난다는 속설 등이 그것입니다. 다이어트 책이나 방송에서 입에 거품을 물고 주장합니다. 단백질을 먹어서 살을 빼야 하고 탄수화물과 헤어져라….

당신이 비만이라면 남보다 섭취하는 칼로리가 더 많다는 것을 의미합니다. 지방·단백질·탄수화물의 비율을 세밀하게 조절한다고 해서 칼로리 섭취량이 크게 달라지지는 않습니다. 당연히 칼로리 섭취량을 줄여야 합니다. 그러나 당신은 단백질 신화에서 해방되어야 합니다. 거식증 환자를 제외하고는 지방·단백질·탄수화물이 부족한 현대인을 찾는 것은 거의 드뭅니다. 특히 우리가 필요 이상의 단백질을 섭취하는 것이 더 문제입니다. 단백질은 어디에나 존재합니다. 동물성 식품뿐만 아니라 모든 음식에 함유되어 있습니다. 당신이 무엇을 먹든지 단백질을 너무 적게 섭취하는 것은 거의 불가능하다는 사실을 분명히 해둡니다.

녹색 채소와 콩에도 단백질이 풍부하다는 사실을 아는 사람은 많지 않습니다. 당신이 채식 위주의 식사를 하면 계산기를 들고 다니며 먹는 것을 기록할 필요가 전혀 없습니다. 중요한 것은 칼로리를 적게 섭취하면서 미량 영양소(비타민과 미네랄과 파이토케미컬 등)를 충분히 섭취하는 것입니다. 진짜 문제는 단백질을 너무 적게 섭취하는 것이 아니라 너무 많이 섭취하는 것입니다. 과잉 단백질이 더 큰 문제라는 말입니다.

우리는 단백질을 좋은 영양과 동일시하는 나쁜 버릇이 있습니다. 채소나 콩이 아닌, 동물성 식품이 가장 좋은 단백질 공급원이라고 생각하는 나쁜 경향이 있습니다. 우리는 거짓된 정보를 믿었습니다. 결국 유제품과 육류 위주의 식단은 당뇨와 심장마비와 암의 대중화를 초래했습니다. 우리 어리석은 인간은 어린 시절부터 무언가를 반복해서 들으면, 그것을 사실로 받아들이게 됩니다. 예를 들어, 식물성 단백질은 '불완전'하며 육류를 통해 충분한 단백질을 위해 '보충'해야 한다는 속설을 반복해서 들으며 자랐고 그것이 진실이라고 믿게 되었습니다.[24]

우리는 '단백질을 먹으면 단백질이 된다'고 생각하지만 그것은 사실이 아닙니다. 이것은 아주 중요합니다. 우리가 단백질을 먹으면 우리 몸에서 아미노산으로 분해되는데, 그 '아미노산이 다시 단백질로 합성되어야만 우리 몸에서 단백질이 된다'는 사실을 아는 사람은 많지 않습니다. 유명한 석학의 강의를 듣는다고 모두 우등생이 되지 않습니다. 그 강의를 내 것으로 소화해야만 진짜 지식이 될 수 있는 것과 똑같습니다. 졸면서 들으면 석학의 강의도 소음이 될 수도 있다는 말입니다.

거의 모든 채소와 곡물에는 '8가지 필수 아미노산'과 '12가지 비필수 아미노산'이 모두 들어 있습니다. 채소와 곡물에 따라서 특정 아미노산의 비율이 더 높거나 낮을 뿐입니다. 따라서 우리가 이런 음식을 적당히만 먹으면 모든 아미노산은 충분히 공급됩니다. 우리 몸의 소화액과 점막 세포는 끊임없이 재순환됩니다. 따라서 한 끼 정도 단백질 섭취가 부족하더라도 몸은 완벽하게 원상태를 유지합니다. 전 세계적으로 칼로리의 84%를 식물에서 공급받습니다. 그런데 미국인들은 단백질의 약 70%를 동물성 식품에서 섭취합니다. 바로 이러한 이유로, 미국인들이 세계 최고의 비만율과 질병률을 자랑한다는 말입니다.

1950년대에 이르러서야 '인간은 단백질을 얼마나 섭취해야 하나'에 관련된 연구가 시작되었습니다. 이 연구들은 성인이 하루에 20~35g의 단백질을 필요로 한다는 사실을 보여주었습니다.[25] 오늘날 평균 미국인은 하루에 단백질 100~120g을 섭취하고 있는데 대부분 동물성 식품의 형태로 섭취하고 있습니다. 이것은 일종의 '단백질 중독현상'입니다. 채식 위주의 식단을 고집하는 사람 역시 하루에 단백질 60~80g을 섭취하는 것으로 나타났는데, 이 또한 최소 섭취량을 초과하는 수치입니다.[26]

동물성 단백질이 암을 유발하는 이유

아주 건강한 사람들은 가끔 고기를 먹는다 해도 당뇨에 걸리지는 않습니다. 그러나 당뇨환자들의 경우 동물성 단백질을 조금만 섭취하는 것으로도 인슐린유사성장인자IGF-1라는 호르몬을 생성하는데, 이것은 말 그대로 '인슐린과 유사한 구조를 가진 호르몬'이라는 뜻으로, 노화에 치명적인 역할을 하는 호르몬입니다.

이 호르몬은 어린이의 성장과 발달에 매우 중요한 역할을 합니다. 특히 뼈와 근육이 자라는 데 핵심적인 역할을 하며, 성장판을 자극하고 세포 증식을 도와줍니다. 쉽게 말해 성장 호르몬과 함께 '몸속 성장 스위치를 켜주는 전달자'라고 생각하면 이해하기 쉽습니다. 성장 호르몬(감독)이 '키를 키워라'고 명령하면, 인슐린유사성장인자(선수)는 그 명령을 듣고 몸을 움직이는 선수 역할을 합니다. 일종의 성장촉진제인 셈입니다.

인슐린과 유사한 구조를 가진 이 호르몬은 간에서 만들어져 뇌하수체 성장 호르몬에 의해 촉진됩니다. 그런데 이 호르몬은 성인들에게 과잉의 단백질을 만들어 내는 부정적인 역할도 한다는 사실을 우리는 간과하고 있습니다.

인슐린유사성장인자는

어린이의 발육에는 도움이 되지만

성인의 노화를 촉진하는 치명적 역할을 합니다.[27]

특히 성인의 경우 인슐린유사성장인자 수치가 낮을수록, 엄청난 수명 연장 효과가 있는 것으로 보고됩니다.[28] 이는 특히 당뇨환자이거나 당뇨 발병 가능성이 있는 사람들에게 매우 중요합니다. 인슐린유사성장인자 수치가 높을수록 당뇨병과 당뇨병으로 인한 심혈관질환 사망이 촉진되기 때문입니다. 동물성 음식을 많이 먹을수록 인슐린유사성장인자가 증가합니다. 한마디로 '고기를 많이 먹을수록 빨리 늙는다'라는 말입니다. 우리 인간의 근육은 운동을 할수록 자체적으로 인슐린유사성장인자를 만들어내기도 하지만, 동물성 단백질이 풍부한 식단을 섭취하지 않는 한, 몸의 전체적인 인슐린유사성장인자 수치는 크게 증가하지 않습니다.[29]

육류 중심의 식단은 호르몬 수치 상승을 유발하는데, 높은 암 발생률에 기여하는 것으로 알려져 있습니다. 여성호르몬인 에스트로겐Estrogen이나 남성호르몬인 테스토스테론Testosterone과 같은 성호르몬뿐만 아니라 인슐린과 인슐린유사성장인자에도 영향을 미칩니다. 인슐린유사성장인자와 암 사이의 연관성은 오랫동안 알려져 왔습니다. 사실, 인슐린유사성장인자를 표적으로 하는 항암제는 1990년대 후반에 개발되기 시작했으며, 그 이후로 70건 이상의 임상 시험이 시작되었고, 그 중 다수가 효과적인 결과를 보였습니다.[30] 인슐린유사성장인자는 종양을 성장시키는 역할을 합니다. 따라서 식물성 화학물질인 파이토케미컬이 풍부한 식단은 염증과 산화 스트레스, 그리고 인슐린유사성장인자 수치를 감소시켜 암 예방 및 수명 연장에 매우 중요한 것으로 밝혀졌습니다.[31]

단백질의 섭취량은 인슐린유사성장인자 수치에 크게 영향을 미칩니다. 필수 아미노산이 풍부한 단백질은 생물학적으로 완전하지 않은 단백질에 비해 인슐린유사성장인자 수치를 더 크게 증가시킵니다.[38] 식물성 단백질은 비교적 농도가 낮습니다. 식물성 단백질은 충분한 단백질을 공급하지만 동물성 제품처럼 지나치게 과다하지는 않습니다. 따라서 동물성 단백질처럼 유사성장인자 수치가 급증하지 않습니다. 특히 우유와 유제품은 과도한 인슐린유사성장인자 수치에 영향을 미칩니다. '8건의 무작위 대조 임상시험에 대한 메타분석'에서도, 우유 섭취군은 대조군에 비해 유사성장인자 수치가 훨씬 더 높은 것으로 나타났습니다.[39] 쉽게 말해 우유를 마시면 마실수록 질병에 취약해진다는 말입니다.

'칼로리제한협회'The Calorie Restriction Society는, 칼로리 섭취를 줄이면 수명이 늘어난다고 믿는 사람들의 모임입니다. 이 그룹 구성원을 대상으로 6년간 진행된 연구에서 인슐린유사성장인자 수치는 서구식 식단을 섭취한 대조군에 비해 큰 차이가 없었습니다.(물론 체지방·공복 인슐린·염증 지표는 칼로리 제한 그룹에서 현저히 낮았습니다) 칼로리제한협회 회원들은 하루 평균 108g의 단백질을 섭취했는데, 이는 필요량보다 훨씬 많은 양이었습니다. 이를 바탕으로 연구진은, 칼로리제한협회 회원의 인슐린유사성장인자 수치를 최소 5년 동안 하루 평균 50g의 단백질을 섭취하는 채식주의자들과 비교했습니다. 채식주의자들의 칼로리 섭취량이 더 많았지만 단백질 섭취량은 더 적었고 인슐린유사성장인자 수치는 실제로 훨씬 낮았습니다.[40] 이 연구는 칼로리를 제한하더라도 단백질을 과다 섭취하면 인슐린유사성장인자 수치가 높게 유지될 수 있다고 경고합니다.

정제 탄수화물이 암을 유발하는 이유

단백질은 인슐린유사성장인자 수치의 가장 중요한 결정 요인이지만, 정제된 탄수화물(공장음식)의 과도한 섭취 또한 치명적입니다. 여기에는 수많은 증거가 있습니다.[41] 핵심은 가공식품의 정제 탄수화물과 동물성 단백질이 암과 당뇨병 유행의 핵심이라는 점을 인식하는 것입니다. 지금까지 우리는 지방을 피하기 위해 계란 흰자와 닭가슴살을 권해 왔지만, 실제로 이러한 식품은 장수에 좋지 않다는 점을 분명히 밝힙니다.

목초 사육 소고기나 야생 고기를 먹는다고 해서 문제가 해결되는 것은 아닙니다. 동물성 단백질 자체가 문제라는 것입니다. 그러나 식물성 단백질을 섭취하려고 노력하면 인슐린유사성장인자 문제를 해결하고 암과 당뇨병을 예방할 수 있습니다. 식물성 아미노산(단백질에서 파생되는)은 식물의 파이토케미컬을 비롯한 각종 성분이 서로 협력하여 과도하지 않은 단백질을 유지할 수 있도록 도와줍니다.

식물성 단백질과 동물성 단백질은 완전히 다르다

단백질 강박증에 세뇌된 우리 어리석은 인간들은, 식물에 포함된 항산화제와 식물성 화학 물질이 풍부하다는 사실을 잊고 삽니다. 그러나 우리의 상식과는 달리, 녹색 채소 및 콩과 같은 식품은 육류보다 칼로리당 단백질 함량이 높다는 점이 흥미롭습니다. 다음 도표는 식물성 식품에 함유된 단백질 함량을 보여줍니다.

당신이 체지방을 줄이면 콜레스테롤 수치가 약간 낮아지지만, 동물성 단백질 섭취를 중단하고 식물성 단백질 섭취를 늘리면 콜레스테롤 수치가 더 급격히 낮아집니다. 채소는 단백질이 풍부하지만

각종 식물성 식품의 단백질 함량

식물	단백질 함량
아몬드(85g)	10g
바나나	1.2g
브로콜리(2컵)	10g
현미(1컵)	5g
병아리콩(1컵)	15g
옥수수(1컵)	4.2g
렌틸콩(1컵)	18g
냉동 완두콩(1컵)	9g
냉동 시금치(1컵)	7g
두부(110g)	11g
통밀빵(2조각)	5g

포화지방이나 콜레스테롤이 거의 없으며 다른 어떤 식품보다 미량 영양소 함량이 높습니다. 채소와 콩의 콜레스테롤 저하 효과는 의심의 여지가 없습니다. 또한, 콜레스테롤 저하 효과 외에도 심장질환과 암 예방에도 탁월한 효과가 있습니다. 우리 호모 사피엔스는 식물을 먹으면서 질병을 예방하도록 설계되었고, 그렇게 700만 년 진화했음에는 의문의 여지가 없습니다. 위에 언급한 수없이 많은 연구가 이를 증명하고도 남음이 있습니다.

동물성 식품에 함유된 지방은 아주 쉽게 혈관 벽에 축적됩니다. 이는 결국 혈관 협착과 혈전으로 이어져 뇌졸중과 심장마비를 유발합니다. 질병은 노화의 부산물이 아니라 호모 사피엔스에게 적합하지 않은 음식 섭취의 부산물입니다. 저는 모든 질병은 서로 연결되어 있다고 주장하는 1인입니다. 심장병과 당뇨와 치매는 서로 다른 질병이 아니라, 잘못된 음식으로 인한 결과물들입니다. 아래 예에서 볼 수 있듯이, 피가 탁해지고 혈관이 좁아져서 벌어지는 혈관병이 모든 질병의 원인입니다.

심장마비와 협심증 – 심장 혈관(관상동맥)의 질환

고혈압과 뇌졸중 – 뇌로 이어지는 혈관의 질환

치매 – 뇌혈관의 질환

발기부전 – 음경으로 이어지는 혈관의 질환

파행(절뚝거리며 걷는 현상) – 다리 혈관의 질환

6장

경이로운
콩의 섬유질

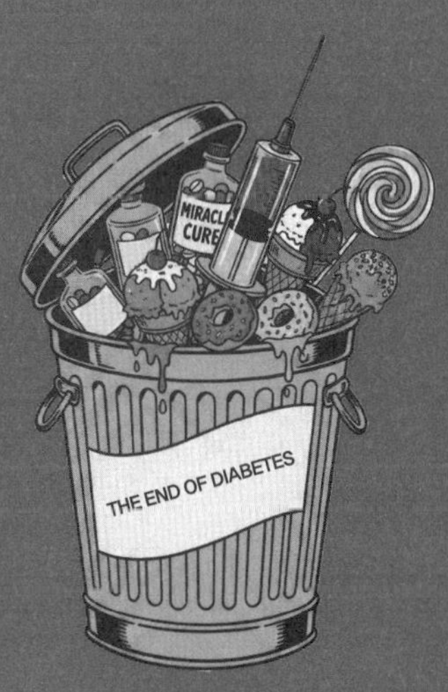

헨리 포드는 확고한 채식주의자였으며 '콩 광신도'였습니다.
그는 또한 잡초나 콩 같은 거친 음식을 소화하기 위해
한입에 최소 30번 이상 씹어서 죽처럼
만들어 먹었던 것으로 유명합니다.

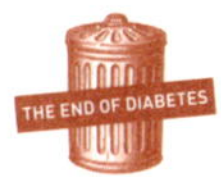

80세 여성 수잔 카노Susan Carno는 1987년 당뇨병 진단을 받았습니다. 그녀는 무려 20년 동안 인슐린 치료를 받았는데, 그 20년 동안 1달에 1번 이상 저혈당 상태를 경험했습니다. 혈당이 때때로 높이 솟구치다가 갑자기 비정상적으로 낮아지는 증상이 저혈당입니다.

인슐린을 투여하는 동안 체중이 상당히 증가했습니다. 그녀는 고콜레스테롤과 고혈압 병력이 있었고, 가족력으로는 심장병·당뇨병·고혈압이 있었습니다. 제 환자가 되기 전 1년 동안, 그녀는 1달에 여러 번 저혈당 증세가 빈도 높게 발생했습니다. 마침내 저혈당으로 인해 심한 발작이 발생하자, 그녀는 마침내 다른 방법을 찾아야 한다는 사실을 깨달았고 친구의 권유로 저를 찾게 되었습니다.

수잔의 담당 의사는 처음에 고콜레스테롤혈증 치료를 위해 스타틴 계열 약물을 처방했지만, 수잔에게 근육통이 생기자 약물 복용을 중단했습니다. 인슐린(란투스**Lantus** 30유닛 하루 1번, 휴말로그**Humalog** 5유닛 하루 3번) 복용 외에도, 당뇨병 치료를 위해 메트포르민**Metformin**과 바이에타**Byetta** 주사를 맞았습니다.

수잔이 자연식물식을 실천한 후, 저는 거의 매일 전화 통화를 하며 아침 혈당 수치를 확인했고, 그녀는 예상보다 더 빨리 인슐린을 줄일 수 있었습니다. 그녀는 80세였고 췌장의 베타 세포가 약화되었을 가능성이 높기 때문에, 저는 수잔이 자연식물식을 계속하더라도 여전히 인슐린이 필요할 것이라고 생각했습니다. 그러나 제 생각이 틀렸음이 밝혀졌습니다. 수잔이 제가 추천한 자연식물식을 시작한 후 불과 10일 만에 모든 인슐린을 중단할 수 있었습니다. 수잔이 특별한 운동을 하지 않았는데도 불구하고 자연식물식은 45유닛의 인슐린보다 더 효과적이라는 사실이 밝혀졌습니다.

수잔은 1달 만에 당뇨병과 관련된 모든 약물을 중단할 수 있었습니다. 약물 복용 없이 당화혈색소 수치가 7.3에서 6.6으로 떨어졌습니다. 당화혈색소 수치가 새로운 저혈당 수치를 반영하는 데는 3개월 정도의 시간이 소요됩니다. 수잔은 3개월 후 검진에서 약물 복용 없이 혈당 수치가 100 근처로 떨어졌습니다. 또한 저혈당 증상도 더 이상 나타나지 않았습니다. 그녀는 67kg에서 50kg으로 17kg 감량했습니다. 혈압은 172/82에서 130/75로 떨어졌습니다. 총콜레스테롤 수치는 크게 변하지 않았지만, 콜레스테롤/HDL 비율은 4.0에서 3.3으로 개선되었고, 중성지방 수치도 상당히 개선되었습니다.

수잔은 매우 기뻤습니다. 인슐린을 맞기 시작한 20년 동안, 마치 자기 몸이라는 철창에 갇힌 죄수처럼 빠르게 늙어가는 기분이었습니다. 인슐린 때문에 배고픔을 느꼈고 끊임없이 속이 메스꺼웠습니다. 20년 동안 다른 방법이 없어 스스로 주사를 맞았습니다. 인슐린을 끊자, 수잔은 갑자기 에너지가 훨씬 더 많아졌다는 사실을 깨달았습니다. 수잔과 제가 당뇨 치료를 시작한 지 1년이 지난 후, 수잔의 운동 지구력은 상당히 향상되었고 1시간 이상 편안하게 걸을 수 있게 되었습니다. 그녀는 매일 1시간씩 즐겁게 걷기 시작했습니다. 1년 동안의 음식 치료 후 저는 그녀에게 축하의 선물로 아이스크림을 주었습니다. 예상과 달리 그녀는 너무 달아서 못 먹겠다면서 처음 몇 숟가락 먹고는 쓰레기통에 버렸습니다. 1년 만에 몸이 변하고 입맛도 완전해 변했습니다. 진짜 음식과 가짜 음식을 구별하는 능력이 생긴 것입니다.

헨리 포드도 콩 예찬론자였다

자동차왕 헨리 포드Henry Ford는 자연식물식 예찬론자로 유명합니다. 그는 고기를 버리고 자연에서 생산된 식물을 주식으로 했습니다. 그의 잡초 샌드위치 또한 유명합니다. 그는 길가에 자라는 우엉이나 민들레를 뜯어 샌드위치로 만들어 먹었습니다. 가공된 음식보다 자연 그대로의 잡초가 최고의 연료라고 주장했습니다. 민들레 ·

질경이·쇠비름·망초 등 다양한 종류의 야생식물을 샐러드와 샌드위치로 만들어 먹었습니다.

그는 확고한 채식주의자였으며 지독한 '콩 광신도'였습니다. 자연의 원리를 터득한 후, 고기를 끊고 콩 스테이크와 콩 우유(공장에서 생산된 것이 아닌)를 직접 만들어 먹었습니다. 식물성 단백질의 중요성을 100년 전에 깨달은 현자賢者였던 셈입니다. 또한 콩 단백질 섬유로 만든 옷까지 입었을 정도로 콩의 잠재력을 신봉했습니다. 그는 또한 잡초나 콩 같은 거친 음식을 소화하기 위해 한입에 최소 30번 이상 씹어서 죽처럼 만들어 먹었던 것으로 유명합니다.

콩·채소·씨앗류·과일에는 식이섬유가 풍부합니다. 식이섬유는 섬유질이라고도 불리는데 수용성 섬유질과 불용성 섬유질로 분류합니다. 수용성 섬유질은 물에 잘 녹아 젤 형태로 변하는데, 혈당 상승을 억제하고 장내 유익균 증식에 도움을 주며 칼로리가 제로(0)입니다. 대표 식품은 사과·오트밀·콩 등이 있습니다. 불용성 섬유질은 물에 녹지 않고 소화관을 통과하는데 변비 예방·장운동 촉진·포만감 증가에 효과적입니다. 대표 식품은 현미·배·양배추·통곡물·채소 등이 있습니다. 수용성 섬유질 못지않게 불용성 섬유질도 중요합니다. 변의 양을 늘리고 규칙적으로 배변을 할 수 있게 해주기 때문입니다.

오랫동안 영양학자와 과학자들은 섬유질에는 수용성 섬유질과 불용성 섬유질, 2가지 종류만 있다고 생각했습니다. 이제 우리는 섬유질처럼 작용하는 탄수화물이 있다는 사실을 알게 되었습니다. 바로 '저항성 전분'Resistant Starch(저항성 녹말)입니다. 저항성 전분은 칼로리를 거의 제공하지 않으며, 대부분의 칼로리는 당연히 혈당 수치를 높이지 않습니다. 저항성 전분은 위산과 소화효소에 저항하기 때문에(소화되지 않기 때문에) 저항성 전분이라고 불립니다. 소장에서 소화되지 않고 대장으로 이동하여 발효 과정을 거칩니다. 발효는 박테리아가 이 전분을 분해하여 더 단순한 화합물로 만드는 것을 의미합니다.

장내 박테리아가 저항성 전분을 분해하면 건강에 유익한 새로운 화합물이 생성됩니다. 저항성 전분은 건강에 중요하며 당뇨환자에게도 유익한 효과가 있습니다. 각종 콩류(렌틸콩·완두콩·병아리콩 등)는 서구인이 섭취하는 식품 중에서 곡물보다 훨씬 낮은 순위를 차지합니다. 예상과 달리 콩류는 영양소·단백질·섬유질이 더 풍부하며 저항성 전분 함량도 훨씬 높습니다. 과일이 혈당에 안 좋다는 주류의학의 의견과 달리, 과일 또한 당뇨환자에게 중요한 탄수화물 공급원입니다. 대부분의 전분 식품에는 소량의 저항성 전분이 함유되어 있습니다. 물론 인류 역사 초기(700만 년경)의 과일은 현재 우리가 먹는 과일보다 저항성 전분과 섬유질이 더 많았고 당분은 적었습니다.

지금 시대에도 야생에서 자라는 과일은, 인위적으로 농사짓는 과일에 비해 섬유질이 더 풍부한 것이 사실입니다. 열대 정글에서 자라는 야생 파인애플·야생 리치·야생 바나나는 거의 달지 않고, 훨씬 쫄깃하며 섬유질이 풍부해서 더 포만감을 줍니다. 당연히 칼로리도 높지 않습니다. 모든 야생동물처럼 우리가 과거로 돌아가거나 무인도에 난파된다면, 야생의 식품(과일·채소 등)만을 먹게 되고 당연히 비만도 질병도 당뇨병도 없을 것이 분명합니다.

고지방·고단백·저탄수화물 식단을 지지하는 사람들은 탄수화물, 특히 전분 섭취를 중단하고 동물성 식품으로 대체해야 한다고 주장합니다. 표면적으로는 논리적으로 보일 수도 있습니다. 그러나 과학적으로 더 깊이 들여다보면 섬유질이 전혀 없는 동물성 식품은 각종 질병과 당뇨병을 위협한다는 사실을 알게 됩니다. 특히 콩은 탄수화물 함량이 높음에도 불구하고 당뇨를 예방하고 치료하는 중요한 식품이라는 사실을 알게 됩니다.

자연에서 가져온 탄수화물(전분)은 대부분 포도당으로 전환됩니다. 즉시 사용할 수 있는 에너지로 연소되지 않으면 글리코겐(다당류 형태의 포도당) 형태로 저장됩니다. 우리의 몸은 한 번에 약 300~500g의 글리코겐을 저장할 수 있습니다. 포도당은 빠르게 연소되거나 글리코겐으로 저장되지 않는 과도한 포도당은, 지방으로 바뀌어 체지방으로 저장됩니다. 육식 위주의 식단을 지지하는 사람들은 체중 감량을 위해 전분 섭취를 줄여야 한다고 주장합니다. 어느 정도는 맞는 말입니다.

물론 당지수가 높고 영양소 함량이 거의 없는 전분(공장에서 화학물과 함께 합성된 빵과 과자 등)은 소량만 섭취해야 합니다. 특히 당뇨환자에게는 절대 금물입니다. 공장에서 합성된 정제 탄수화물을 섭취하면 혈당 변동이 심해집니다. 췌장에 과도한 부담을 주어 과도한 인슐린을 분비하게 되고 혈당이 떨어지면 저혈당으로 불안 · 짜증 · 우울증이 따라옵니다. 당신이 지금 각종 정신병적인 상태(불안 · 짜증 · 우울증)에 처해 있다면 먹는 음식부터 바꾸어야 합니다.

정신병이나 우울증은 하늘에서 뚝 떨어지는 것도 아니고 유전적인 것도 아니라, 지금 당신의 식탁에서 온다는 '단순한 이치'를 깨달으셔야 한다고 저는 지금 주장합니다. 게다가 이처럼 탄수화물 가득한 공장 음식으로 과식하게 되면, 글리코겐 저장량이 이미 가득 차 있는 몸에 추가의 탄수화물 칼로리가 지방으로 몸속에 차곡차곡 저장된다는 것을 의미합니다.

지방도 똑같은 지방이 아니고 탄수화물도 똑같은 탄수화물이 아닙니다. 진짜 인생이 있고 가짜 인생이 있듯이, 당신은 자연에서 가져온 '진짜 탄수화물'과 공장에서 가져온 '가짜 탄수화물'을 구별할 수 있는 깨달음을 얻으시기 바랍니다.

빵이 하얀색일수록 빨리 죽는다

어떤 사람들은 무설탕 쿠키 · 무설탕 빵 · 무설탕 케이크는 당뇨나 다이어트에 도움이 된다고 생각합니다. 그러나 절대로 그렇지 않습니다. 무설탕 제품도 그것이 일단 공장에서 각종 화학물질과 섞여서 나오면 영양소가 거의 없는 죽은 음식(정크푸드)이 됩니다. 흰 밀가루는 실제로 일반 설탕과 똑같이 혈당을 상승시킵니다.

탄수화물은 물론, 모든 자연 상태의 식물과 식물로 만든 공장음식에 들어 있습니다. 탄수화물은 단순 당, 또는 3~4개가 결합된 형태일 수 있지만, 수천 개의 당이 결합하면 이것을 우리는 전분**Starch**이라고 부릅니다. 이러한 탄소 분자들이 아주 단단하게 결합되어 몸에서 분해하거나 소화할 수 없을 때, 우리는 이를 섬유질**Fiber**이라고 부릅니다.

그런데 오직 단순 당만 장을 통해 혈류로 흡수됩니다. 먼저 소화효소는 탄수화물을 단순한 포도당 분자로 분해합니다. 그런 다음, 마치 물이 각설탕을 빨아먹는 것처럼 즉시 몸에 흡수됩니다. 전분 하나로도 이렇게 몸에 급하게 흡수되는데 설탕까지 더해지면 흡수 속도는 급격하게 빨라집니다. 이처럼 설탕과 흰 밀가루가 합쳐지면 초고속으로 당뇨를 일으키는데, 우리는 이런 공장음식이 암까지 일으킨다는 사실에 대해서는 무지한 것이 사실입니다.

당지수가 높으면서 영양소가 거의 없는 공장음식이 암을 유발한다는 연구 결과는 수도 없이 많습니다. 식품업체는 절대로 이 연구 결과를 매스컴에 공개하지 못하게 하는데, 당신은 이미 그 이유를 알고 깨닫게 되었습니다. 한 연구 결과에 따르면 식단의 절반 이상을 정제 탄수화물로 섭취하는 여성은, 유방암 위험이 200% 이상 증가하는 것으로 밝혀졌습니다.[1] 10%도 아니고 20%도 아니고 무려 2배라는 말입니다. 현재에도 대부분의 서구인은 여전히 칼로리의 절반 이상을 공장음식(소시지나 햄 등 동물성 공장음식을 포함해서)에서 섭취하고 있는 것이 현실입니다.

저는 공장음식을 먹는 것은 코카인을 흡입하는 것과 똑같다고 주장합니다. 먹으면 먹을수록 더 먹게 되고 결국 엄청난 대가를 치르게 된다는 말입니다. 바로 질병과 비만입니다. 먹으면 먹을수록 더 먹게 되는 치명적인 공장음식인 베이글·흰 빵·파스타·피자·소시지·햄 등은 모두 서구 식단의 주요 음식이며 우리 사회의 비만·당뇨병·심장병·암의 주요 원인입니다.

시중에 나오는 거의 모든 밀 제품은 당연히 살균제로 처리되고, 살충제를 살포하며 염소가스와 같은 각종 화학 물질로 표백 과정을 거칩니다. 이것은 음식이 아니고 질병을 유발하는 쓰레기 음식입니다. 흰 밀가루 및 흰 쌀가루, 그리고 흰 감자로 만든 감자전분까지 모든 하얀색의 전분은 매우 빠르게 포도당(당)으로 전환되어 혈류로 흡수되고 혈당 수치를 급등시킵니다. 혈당이 급등하면 췌장이 과다한 당분과 인슐린을 분비하여 혈당 수치를 맞추기 위해 과로하게 작동합니다.

비타민과 미네랄과 파이토케미컬 등의 미량 영양소가 전혀 없는 이런 음식들은 세포의 대사 과정을 혼란시킵니다. 비타민과 미네랄과 파이토케미컬 등의 항산화제가 전혀 없는 이러한 음식은, 독성 대사산물이 세포에 축적되어 결과적으로 독성 부산물을 제거하고 배출하는 데 실패하게 됩니다. 따라서 영양소와 섬유질이 부족한 이런 공장식 탄수화물을 더 많이 섭취할수록 세포 독성이 더 심해져 결국 질병과 비만으로 이어진다는 사실입니다.

우리가 섭취하는 대부분의 탄수화물은 포도당으로 전환되지만, 탄수화물 종류에 따라 포도당으로 전환되는 효율과 속도가 크게 다르다는 점을 아는 것이 매우 중요합니다. 예를 들어, 감자칩 · 시리얼 · 구운 식품 등에 함유된 전분은 매우 빠르게 소화됩니다. 모든 칼로리가 빠르게 전환되어 신체에 막대한 양의 포도당을 급속하게 공급합니다. 반면에 콩 · 보리 · 현미 등에 함유된 전분은 훨씬 더 느리게 소화되어 혈당을 천천히 상승시키고 천천히 낮춥니다. 특히 콩은 소화가 느린 전분과 저항성 전분을 더 많이 함유하고 있기 때문에, 혈당 측면에서 최상위의 음식으로 평가받고 있습니다.

콩으로 만든 음식에 함유된 탄수화물의 독특한 특성은 다음과 같습니다.

- 소화가 느린 전분 함량 높음
- 저항성 전분 함량 높음
- 불용성 섬유 함량 높음
- 수용성 섬유 함량 높음

저항성 전분은 실제로 소장(소화를 돕고 영양분을 흡수하는 기능을 가진)에 이르기까지 소화되지 않고 완전히 통과합니다. 따라서 섬유질과 유사하며 때로는 불용성 섬유의 한 유형으로 분류된다는 점을 거듭 강조합니다.

저항성 전분이 치료의 열쇠다

식물에는 다양한 종류의 저항성 전분이 있습니다. 아밀로스Amylose와 아밀로펙틴Amylopectin이 그 예입니다. 저항성 전분은 식품 내에서 안정적인 결정 형태로 단단하게 뭉쳐 있어 소화가 어렵습니다. 소화되지 않은 저항성 전분이 대장에 더 많이 도달할수록 그 음식에서 흡수되는 칼로리가 줄어듭니다. 많이 먹어도 살이 찌지 않는다는 뜻입니다. 저항성 전분이 대장에 도달하면 장내 박테리아가 이를 연료로 사용합니다. 저항성 전분은 또한 대장에서 유익한 박테리아의 성장을 촉진하는 역할을 합니다.

박테리아 작용에 의해 전분을 분해하는 과정을 발효라고 하는데, 저항성 전분은 단당으로 전환되지 않고 단쇄지방산SCFA으로 전환됩니다. 이러한 칼로리 중 극히 일부만 몸에 흡수되지만 매우 유익합니다.[2] 따라서 저항성 전분의 칼로리는 식품 라벨에 표시되어 있지만 그 중 거의 90%는 흡수되지 않으며 혈당을 전혀 상승시키지 않습니다. 저항성 전분은 특히 부티르산Butyric Acid과 관련이 있습니다. 부티르산은 칼슘과 마그네슘과 같은 유익한 미네랄의 흡수를 향상시켜 인슐린 민감도를 개선하는 등 당뇨에 매우 효과적입니다. 설탕이나 고혈당 전분을 섭취하는 것과는 정반대의 효과가 있습니다. 실제로 섭취 다음 날 당뇨환자의 혈당 수치를 아주 빠르게 개선합니다.[3]

가장 중요한 것은 이러한 저항성 전분이 간에서 당을 분해하는 과정을 늦춰 공복감을 지연시키고, 에너지원으로서 체지방 분해를 촉진하여 빠르게 다이어트 효과를 낸다는 사실입니다. 여기서 말하는 당을 분해하는 과정이란, 저장된 글리코겐을 신체가 사용할 수 있도록 포도당으로 분해하는 과정을 말합니다. 흡수되는 소량의 단쇄 지방산은 지방을 효율적으로 에너지로 연소시켜 체중 감량을 촉진합니다.[4]

녹색 채소·가지·양파·버섯 등과 함께 콩 한 컵 정도를 매일 섭취하면 생화학적 반응이 발생하여 약효가 있습니다. 이러한 반응은 당뇨병으로 이어질 수 있는 생화학적 결함을 회복시켜 줍니다. 실제로 메타분석(대량분석) 결과 식단에 녹색 채소를 한 번만 더 섭취해도 체중 감량 효과뿐만 아니라 당뇨병 예방에 상당한 효과가 있는 것으로 밝혀졌습니다.[5] 이 연구의 저자들은 이러한 놀라운 효능은, 채소에 풍부한 유익한 미량 영양소 때문이라고 결론을 내립니다. 거기에 콩을 추가하면 더 큰 마법이 일어납니다. 콩은 저장성이 좋고 저렴하며 영양가가 높은 최고의 음식이라는 점을 다시 한번 강조합니다.

빵·흰쌀밥·감자 대신 푸른 채소와 콩을 먹는 것의 장점은 다음과 같은 것들이 있습니다.

- 영양소 · 단쇄지방산 · 박테리아 활동 및 섬유질 증가로 콜레스테롤과 중성지방이 감소됩니다.[6]
- 적은 양으로도 포만감을 가질 수 있어 식사 만족도가 향상됩니다.
- 혈당 수치 감소 및 인슐린 민감도 개선으로 당뇨병을 치료합니다.
- 영양소 흡수를 돕는 유익균이 증진되며, 유해 박테리아와 그 독성물질 억제합니다.
- 배변을 규칙적으로 보게 하고 변비를 예방합니다.
- 콜레스테롤 및 기타 건강에 해로운 지방을 효율적으로 제거합니다.
- 식후 지방의 축적을 감소시키고 지방의 분해를 촉진합니다.
- 공복감을 지연시키고 칼로리의 섭취를 감소시킵니다.
- 대장암의 발생을 예방합니다.

콩은 저항성 전분의 가장 좋은 공급원입니다. 콩의 종류와 조리 방법에 따라 저항성 전분의 함량이 다르지만(통조림 콩은 당지수가 아주 높음), 일반적으로 콩의 전분은 느리게 소화되는 일반적인 전분과 저항성 전분이 거의 균등하게 함유되어 있습니다. 콩류는 소화가 천천히 되기 때문에(소화가 잘 안되는 것처럼 느낄 수 있기 때문에) 조금씩 조금씩 천천히 적응하도록 하는 것이 좋습니다. 그러면 소화관에 유익한 박테리아가 점차 증가하여 콩에 함유된 저항성 전분의 소화를 촉진합니다. 예를 들어 검은콩은 총 식이섬유 함량이 43%로 가장 높고, 총 전분 함량의 63%가 저항성 전분입니다.

보리와 옥수수는 저항성 전분의 비율이 콩류 다음으로 높지만, 섬유질 함량은 상당히 떨어집니다. 밀가루 등 가공된 곡물은 저항성 전분 함량이 거의 없으며, 현미는 5%, 압착 귀리는 10%에 불과합니다. 요점은 당뇨병 식단에서 탄수화물의 주요 공급원은 곡물이나 감자보다 콩이 훨씬 유리하다는 점입니다. 저는 당뇨병 식단을 '녹색 채소와 콩 식단'이라고 부르기도 합니다. 콩에 함유된 저항성 전분은 배고픔을 강력하게 줄여주어 음식 섭취량을 줄이는데, 이는 콩 섭취 후 몇 시간 동안 대장에서 발효가 일어나기 때문입니다. 따라서 점심과 함께 콩을 먹으면 배고픔과 식욕이 훨씬 줄어들어 저녁에 과식하지 않게 되는 효과를 줍니다.

당뇨환자에게 콩은 전분 소화를 위한 인슐린 요구량을 낮추는데에도 매우 중요합니다. 또한 콩은 다른 채소·견과류·씨앗류를 보완하는 아미노산을 공급하여 인슐린유사성장인자 수치를 높이지 않으면서 단백질의 생물학적 가치를 향상시켜 줍니다.

다음에 나오는 표를 참고하십시오. 콩의 저항성 전분(90%가 흡수되지 않음)과 섬유질(전혀 흡수되지 않음)과, 다른 음식을 비교해 보면 콩이 왜 당뇨환자에게 꼭 필요한 음식인지 깨닫게 될 것입니다. 저항성 전분과 섬유질의 비율은 콩이 당뇨병 관리 및 체중 감량에 있어 당지수보다 훨씬 더 중요한 지표라는 점을 거듭 강조합니다.

콩은 영양소밀도^{ANDI} 점수도 월등히 높다는 점도 잊지 마십시오. 붉은콩과 검은콩은 항암 효과가 있는 폴리페놀^{Polyphenols}을 상당량 함유하고 있는 것으로 밝혀졌습니다. 또한 붉은콩과 검은콩은 대장암 세포를 죽이는 것으로 밝혀졌습니다. 또한 암세포가 암종양으로 증식하기 전에 사멸하도록 유도합니다. 용종예방시험^{Polyp Prevention Trial}에서 콩은 다른 어떤 식품보다 '대장의 진행성 선종'에 대해 더 큰 보호 효과를 제공하는 것으로 나타났으며, 건조 콩 섭취량이 가장

각종 식품의 당지수 및 당부하지수

음식의 종류*	저항성 전분(%)	식이섬유(%)	저항성 전분(%)+식이섬유(%)
검은콩	26.9	42.6	69.5
강낭콩	28.0	41.1	69.1
흰색강낭콩	25.9	36.2	62.1
적색강낭콩	24.6	36.8	61.4
렌틸콩	25.4	33.1	58.5
쪼갠완두콩	24.5	33.1	57.6
검은눈완두콩	17.7	32.6	50.3
옥수수	25.2	19.6	44.7
보리	18.2	17.0	35.2
현미	14.8	5.1	20.5
기장	12.6	5.4	18.0
으깬귀리	7.2	10.0	17.2
흰쌀	14.1	1.5	15.6
통밀가루	1.7	12.1	13.8
파스타	3.3	5.6	8.9
감자가루	1.7	2.1	3.8

* 저항성 전분 함량은 조리 방법과 측정 방법에 따라 달라집니다. 그러나 콩류는 조리 방법과 관계없이 식단에서 저항성 전분이 가장 풍부한 공급원이라는 것이 분명합니다. 이 연구에서 일관된 식품 조리 방법을 사용했기 때문에 비교가 가능했습니다.

높은 25% 참가자들의 경우 선종이 65% 감소했음이 밝혀졌습니다.[7] 또한 1주일에 2번 콩을 섭취한 사람들은 대장암 발병률이 약 50% 감소한 것으로 나타났습니다.[8] 자연식물식을 하면서 콩을 함께 섭취하면 당뇨뿐 아니라 각종 질병과 비만에 엄청난 효과를 발휘한다는 사실은 이미 수많은 연구에서 밝혀진 불변의 진리입니다.

콩에 대한 연구는 계속 이어집니다. 여러 집단에서 인종과 관계 없이 노인의 장수에 절대적인 영향을 미치는 것으로 나타났습니다.[9] 이 연구는 콩과 식물이 일본(콩·두부·낫토·된장 등의 형태로 섭취), 스웨덴(갈색콩·완두콩), 지중해(렌틸콩·병아리콩·흰콩) 식단을 포함한 다양한 식문화에서 장수와 관련이 있음을 발견했습니다. 콩류와 채소는 과학 문헌에서 암·당뇨병·심장병·뇌졸중·치매 예방과 밀접한 관련이 있는 식품입니다.

풋콩(에다마메)

풋콩은 꼬투리째 삶은 어린 풋콩입니다. 따뜻하게 또는 차갑게 드실 수 있습니다. 보통 식당에서는 꼬투리째 나오지만, 먹을 때는 꼬투리에서 짜서 드시면 됩니다. 재래시장에서도 구입할 수 있고 마트의 냉동 코너에서도 구입할 수 있습니다. 어린 풋콩은 가공되지 않은 천연식품으로, 미네랄·칼슘·오메가3가 풍부하고 단백질 함량이 매우 높습니다.

냉동 꼬투리는 5분간 삶거나 냉장고에서 하룻밤 해동할 수 있습니다. 탄수화물 함량이 매우 낮아 특별한 콩입니다. 당뇨환자에게 좋은 식품이며, 샐러드나 채소 요리에 곁들여 먹으면 더욱 맛있습니다. 각종 연구에 따르면 가공되지 않은 풋콩은 건강에 놀라운 효능을 가지고 있는 것으로 나타났습니다. 콜레스테롤과 혈당 수치를 낮추는 것 외에도 유방암을 예방하는 효과도 있습니다.[10]

콩에 대한 연구는 끝나지 않고 이어집니다. 콩에는 저항성 전분이 매우 많이 들어 있지만 동시에 저항성 전분에 저항하는 아밀라아제 억제제가 들어 있기 때문에, 전분의 처리 과정에서 혈액에 흡수되지 않습니다. 무슨 말이냐 하면, 당신이 100칼로리의 콩을 먹을 경우, 포만감은 100이지만 그 처리 과정에서 1/4만 흡수되고 나머지는 배설되기 때문에 체중 감량에 획기적인 식품입니다.[11]

콩을 주식으로 먹으면 다음과 같은 이점이 있습니다.

- 최상 등급의 단백질
- 강력한 항암식품
- 흡수되는 칼로리는 적고 포만감은 증가됨
- 지방을 태우고 당뇨를 제거

흰색 음식은 모두 피해야 합니다.

(흰색 밀가루, 흰색 파스타, 흰색 감자 음식, 백미 등)

당뇨환자는 음식을 먹을 때 다음과 같은 사항을 주의해야 합니다.

1. 섬유질이 풍부한 음식인가?
2. 소화가 느린 전분(복합당)이 풍부한 음식인가?

3. 저항성 전분이 풍부한 음식인가?

4. 미량 영양소(비타민과 미네랄과 파이토케미컬 등)가 풍부한 음식인
   가?

5. 칼로리 밀도(음식 무게 대비 칼로리 함량)가 적은 음식인가?

당뇨병에 결정적인 요소 중의 하나는 '당부하지수'GL, Glycemic
Load입니다. 콩류는 당부하지수가 매우 낮은 음식입니다. 당부하지
수란, 음식을 먹은 후 탄수화물이 소화 흡수되어 혈당을 변화시키는
정도를 의미합니다. 당부하지수가 높으면 혈당을 많이 올려 혈당 변
화량이 크고, 당부하지수가 낮은 음식은 혈당을 많이 올리지 않습니
다. 복합당(자연식품에 함유된)은 혈당을 천천히 올리고 단순당(정제식
품에 함유된)은 혈당을 급하게 상승시킵니다. 혈당이 크게 상승되면
인슐린도 많이 분비되고 체지방의 합성도 증가됩니다. 당부하지수
가 높은 음식을 계속 섭취하면 당연히 복부비만과 인슐린저항성 등
을 초래하고, 결국 당뇨병에 걸릴 수밖에 없습니다. 이 당부하지수는
당뇨병뿐만 아니라 심장병과 암 및 각종 만성 질환과 관련이 있습니
다.[12] 흰 감자는 당뇨병의 주된 이유일 가능성이 높습니다.[13]

실제로, '간호사 건강 연구'에서 34세~59세 사이의 여성 84,555
명을 20년 동안 추적 조사한 결과, 연구진은 감자와 감자튀김을 규
칙적으로 섭취하는 것이 당뇨병의 증가와 상당한 관련이 있음을 발
견했습니다. 하루 감자 한 끼를 통곡물로 대체하면 당뇨병 위험이 거

의 30%까지 감소했습니다.[14] 또한 '제2차 간호사 건강 연구'에서는 51,000명 이상의 여성들을 대상으로 9년간의 식생활을 조사했습니다. 이 연구에서는 하루에 1컵 이상의 청량음료를 마시는 여성들이 이런 음료를 마시지 않는 여성들에 비해 당뇨병의 위험이 80% 증가한다는 사실을 발견했습니다.

다음 도표를 참고해서 당부하지수가 낮은 음식을 선택해서 혈당

일반적인 탄수화물 식품의 당부하지수[16] (1컵 분량)

식품	당부하지수
꽃양배추(콜리플라워)	거의 없음
쪼갠 완두콩	4
검은콩	6
붉은 깅낭콩	7
단호박	8
녹색 완두콩	8
비트	9
렌틸콩	9
통밀	11
보리	13
흰 강낭콩	13
오트밀	13
검은 눈콩	14
퀴노아	16
옥수수	18
흰 빵(2조각)	20
흰 파스타	21
현미	24
기장	26
흰 감자	29
백미	29
콜라(450g)	32

을 개선하고 질병과 비만을 뿌리 뽑으시기를 바랍니다.[15]

진짜 탄수화물(정제 탄수화물이 아닌)이 풍부한 자연식물식(콩·통곡물·콜리플라워·녹색 채소)을 섭취하십시오. 가능하면 하얀 색(흰 밀가루·흰 감자·백미)은 피하십시오. 일반적으로 당뇨환자는 당뇨가 치료되고 체중이 감소할 때까지, 혈중 콜레스테롤 수치가 15 이상인 음식을 섭취하지 않는 것이 좋습니다. 자연식물식에서 통곡물이란 정제되지 않은(기계로 분쇄하지 않은) 곡물을 의미합니다. 파스타처럼 밀가루로 만든 음식을 먹고 싶다면, 검은콩 파스타나 렌틸콩 파스타와 같은 파스타로 바꾸시기 바랍니다.

지난 30년 동안 수천 명의 환자와 상담한 결과, 혈중 콜레스테롤 수치가 높은 환자들이 흰 감자(감자가루 포함)와 백미(흰 쌀가루 포함)을 과도하게 섭취하면 당뇨가 악화된다는 사실을 분명하게 알 수 있었습니다.

따라서 당뇨를 치료하고 질병과 비만에서 해방되려면 콩을 음식에 넣어 섭취하는 습관을 가지시기 바랍니다. 점심에는 수프에 콩을

당뇨를 치료하는 최고의 음식들

생채소	토마토
익힌 채소	꽃양배추(콜리플라워)
버섯	각종 콩류
가지	각종 씨앗류
양파	블루베리와 키위 등, 당이 낮은 과일

넣어서 드시고 저녁에는 각종 샐러드에 콩을 같이 드시기 바랍니다. 그러나 처음부터 많이 먹지 말고 조금씩 그 양을 늘려나가는 방법이 좋습니다.

콩을 먹으면 방귀가 난다고?

콩을 먹으면 방귀가 난다는 분들도 있습니다. 콩은 소화가 느리기 때문에 간혹 가스가 찰 수도 있습니다. 좋은 것은 항상 시간이 걸린다는 사실을 명심하십시오. 몸에 좋다고 한꺼번에 많은 양의 콩을 먹으면 문제가 생길 수 있습니다. 한 스푼 한 스푼 조금씩 콩의 양을 늘려나가시고, 꼭꼭 씹어서 침과 함께 잘 섞이도록 한 후 삼키시는 것이 좋습니다. 렌틸콩·완두콩· 병아리콩은 저항성 전분이 적기 때문에 가스 발생률이 낮습니다. 따라서 먼저 이런 종류의 콩부터 시작해서 붉은콩과 검은콩으로 점차 늘려가십시오. 가스가 생성되는 대부분의 이유는 음식을 제대로 씹지 않고 삼켜버리기 때문입니다.

저는 점심에 샐러드와 말린 콩을 듬뿍 넣어 만든 수프를 즐겨 먹습니다. 저녁에는 샐러드 위에 콩을 얹거나 익힌 채소 요리에 섞어 먹는 것도 즐깁니다. 콩은 다양한 맛과 식감을 제공합니다. 콩을 갈아서 콩 버거(마트에서 파는 공장음식이 아닌)를 만들기에도 좋습니다.

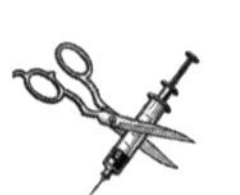

7장

당신이 몰랐던
지방의 진실

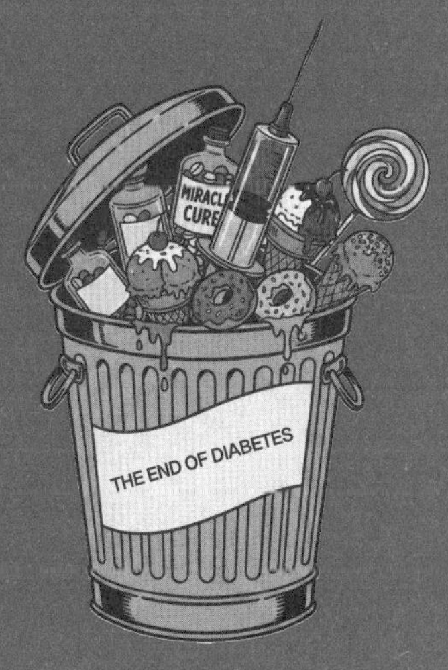

만일 당신이 당뇨를 앓고 있다면
지방과 기름을 엄격히 피해야 할 것입니다.
일본의 연구원들은 카놀라유가 풍부한 식단을 먹인
쥐의 수명이 40% 짧다는 사실도 밝혀냈습니다.

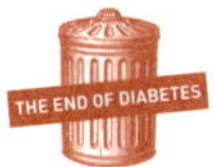

저는 제 나이 또래보다 45kg 넘게 체중이 많았습니다. 3주 전에 건강 검진을 받았는데 혈당이 289였습니다. 의사는 저에게 당뇨가 있으니 '평생 약과 친구처럼 지내야 한다'고 말했습니다. 그러나 저는 당뇨를 뿌리 뽑은 친구의 권유로, 의사가 처방한 약을 먹는 대신 5월 19일 토요일에 '펄먼 박사의 자연식물식' 프로그램에 가입했습니다. 불과 3일 후, 혈당이 90이나 낮아졌습니다. 매일 조금씩 낮아지고 있습니다. 공복 혈당은 현재 117이고, 밤에 잠자리에 들기 전에 혈당을 재보면 120에서 122로 측정됩니다. 289에서 3주도 채 되지 않았는데 이 수치는 엄청난 변화입니다. 자연식물식 프로그램과 함께 운동을 계속하여 혈당 수치를 더 낮출 것입니다. 저는 일주일에 약 2.5kg씩 감량하고 있습니다. 벌써 7.5kg이 빠졌습니다. 박사님의 조언과 자연식물식이 제 생명을 구했습니다. 감사합니다, 펄먼 박사님.

— 라번 스톤^{Laverne Stone}, 50세

진짜 지방과 가짜 지방을 구별하라

매스컴에서 하는 이야기를 무조건 신뢰하도록 잘 길들여진 어리석은 우리들은, 탄수화물은 모두 같은 탄수화물, 단백질은 모두 같은 단백질, 지방은 모두 같은 지방이라고 받아들이게 되었습니다. 그러나 우리가 섭취하는 칼로리의 영양학적 품질이 더 중요하다는 생각은 하지 못합니다. 그러니까 탄수화물의 품질과 단백질의 품질과 지방의 품질이 더 중요하다는 말입니다.

당신은 음식을 먹기 전에 반드시 지금 이것은 '자연에서 온 것인가?' 먼저 질문하셔야 합니다.

이것은 자연에서 바로 식탁에 왔기 때문에 '섬유질과 항산화제와 파이토케미컬이 풍부한 음식인가?' 또는 공장에서 가공되어 식탁에 왔기 때문에 '섬유질과 항산화제와 파이토케미컬이 풍비박산 난 음식인가?'를 질문하셔야 합니다. 이런 질문들은 그 음식이 저지방 식품인지 고지방 식품인지보다 훨씬 더 중요합니다.

견과류와 씨앗류가 지방이 많고 살이 찌기 때문에 피해야 한다는 말을 들어보셨을 것입니다. 그러나 이런 어처구니없는 속설은, 가짜 속설에 불과하다는 사실이 밝혀졌습니다.[1] 최근 여러 연구에서는

이처럼 '옷으로 치장하지 않고 자연에서 바로 달려 온 지방'이 가장 훌륭한 '지방음식'이라는 사실을 밝혀냈습니다. 당신은 이제 최근의 어떤 연구에서도, '천연의 고지방 통 식물성 음식'이 건강에 나쁘다는 연구 결과를 찾을 수 없을 것입니다.

식품회사들은 그 통 식물성 음식을 공장으로 들여와 가공하고 첨가하고 싶어 안달이 났습니다. 그 결과 탄생한 것이 식물성 기름(카놀라유·올리브유·콩기름·포도씨유 등)입니다. 건강에 좋은 지방은 그것이 공장에 들어가 '가공했느냐 아니냐'로 결정되는 것이지, '올리브유는 좋고 카놀라유는 나쁘고'라는 품종의 문제가 아니라는 말입니다. 식물을 가공한 후 화학약품을 첨가한 모든 종류의 가공유와 트랜스 지방은 건강에 해롭다는 점을 분명히 밝혀둡니다.

만일 당신이 당뇨를 앓고 있으며 몸의 자연적인 당 조절 메커니즘을 영구히 회복하기를 원한다면, 일정 기간 가공식품과 식당 음식과 인공적으로 생산된 지방과 기름을 엄격히 피해야 할 것입니다. 일본의 연구원들은 카놀라유가 풍부한 식단을 먹인 쥐의 수명이 40% 짧다는 사실도 밝혀냈습니다.

원인을 제거하기 위해서는 고기·생선·계란·우유·유제품과 같은 동물성 단백질을 피해야 합니다. 또한 자연식물식 초기 단계에서는, 식당 음식과 가공식품에서 발견되는 값싸고 정제된 기름이나 지방을 섭취하는 것을 엄격히 거부하십시오. 건강에 좋은 지방과 저온 압착된 코코넛 오일, 올리브 오일, 참기름, 기 버터Ghee Butter 같은 기름을 약간 정도는 사용할 수 있습니다. 그러나 자연식물식을 더 잘하기 위한 용도(채소를 더 많이 먹기 위한)로 소량만 사용하시기 바랍니다.

우리는 탄수화물과 단백질과 지방, 이 3가지를 모두 너무 많이 섭취하고 있습니다. 저는 의도적으로 이 3대 영양소의 권장량을 제시하지 않으며, 지방 섭취를 (배타적으로) 제한하는 것을 권장하지 않습니다. 각 영양소의 칼로리를 세세하게 관리하려는 것은, 그것을 통해서 이득을 취하려는 자들의 꼬임에 속는 것입니다. 비만과 질병에서 해방되는 핵심은, 충분한 칼로리를 섭취하면서 충분한 미량 영양소(비타민·미네랄·파이토케미컬 등)를 섭취하는 것입니다. 자연에서 가져온 음식은 절대 과식을 허용하지 않기 때문입니다. 저절로 숟가락을 놓게 되기 때문입니다.

어떤 학자는 지방의 칼로리를 10% 미만으로 낮추라고 권장합니다만, 이것은 적절한 충고가 아닙니다. 지방 함량이 낮으면 에너지가 부족하고 호르몬 생성이 저하되는 등, 건강에 악영향을 끼칠 수 있습니다. 건강한 식단은 칼로리의 15%~30%를 지방에서 섭취하는 식단일 수 있습니다. 핵심은 지방의 함량이 아니라 '미량 영양소가 얼마나 풍부한가?'에 달려 있습니다. 저지방 식단이 비만과 질병의 치료에 우수하다는 증거는 거의 없습니다.

자연식물식 식단의 장점은 '지방을 조금 먹기 때문'이 아니라는 점을 분명히 밝힙니다. 많은 사람들이 주장하는 비건 음식(공장식 비건 음식을 포함해서)이나 채식주의자들의 식단은 녹색 채소가 부족하기 때문에 이상적이지 않습니다. 채식주의자들의 식단에 고영양의 채소·씨앗류·견과류(모두 건강에 좋은 채식 음식)가 부족하다고 제가 주장하는 것이 이상하게 들릴지 모릅니다. 그러나 그것은 사실입니다. 살아 있는 음식인 녹색 채소가 부족하기 때문입니다. 비건이나 다른 채식주의자들과 달리 저는 채소·과일·콩류·견과류·씨앗류를 더 많이 섭취할 것을 권장합니다. 가능하면 빵·감자·흰쌀은 섭취하지 말 것을 권장합니다.

견과류와 씨앗류를 매일 50g(약 300Kcal)씩 추가하면 지방에서 얻는 칼로리를 최대 15~30%까지 높일 수 있습니다. 이는 매우 중요합니다. '펄먼 박사의 자연식물식'에서는 15% 이상의 칼로리를, 육류나 식물성 기름의 형태가 아니라 통곡물 속 지방의 형태로 섭취하기를 권장합니다. 견과류·씨앗류·아보카도와 같은 고지방 식품을 조심하라고 말하는 것이 합리적으로 보일 수 있습니다. 고지방 식품은 칼로리가 더 높기 때문입니다.(지방은 9Kcal/g, 탄수화물과 단백질은 4Kcal/g)

비만과 질병의 치료를 위해 칼로리가 높은 음식을 주의해야 할 필요는 물론 있습니다. 그러나 이처럼 몸에 좋은 지방(자연식물식에 포함되는)도 충분히 섭취해야 합니다. 축적된 연구에 따르면 고지방 자연식품을 적절히 섭취하는 것은 심장병뿐만 아니라 체중 감량과 당뇨병에도 큰 도움이 된다고 밝히고 있습니다. 제가 지난 30년간 수천 명의 환자(비만·당뇨병·심장병 환자)를 치료하면서 얻은 임상 경험은 수많은 과학 문헌을 통해서도 밝혀진 사실이라는 점을 다시 한

번 밝힙니다.

제가 연구한 문헌에서는 식단에서 공장음식을 자연식물식으로
바꿀 경우 다음과 같은 건강상의 변화가 있다는 점을 증명했습니다.

- 혈당 감소

- 콜레스테롤 감소

- 중성지방 감소

- LDL/HDL 비율 개선

- 항산화 상태 개선

- 채소에서 얻는 파이토케미컬의 흡수율 향상

- 당뇨병 개선

- 체중 감소

- 심장병 치료

- 심장병 환자의 부정맥 예방

- 암 예방 효과 증가

- 심리적 만족감 증가

- 근육량 증가와 골밀도 향상으로 노화를 예방

견과류와 씨앗류는 어떻게 질병을 치료하는가?

생 견과류(불로 요리하거나 화학약품으로 처리하지 않은)와 씨앗류

에는 각종 영양소가 풍부합니다. 리그난Lignans, 바이오플라보노이드Bioflavonoids, 미네랄, 그리고 항산화제가 함유되어 있어 콜레스테롤을 낮춰줍니다. 이러한 식품은 다른 식품에는 없는 특정 섬유질, 파이토케미컬, 식물성 스테롤Phytosterols, 그리고 폴리페놀Polyphenols과 아르기닌Arginine과 같은 생리 활성 영양소를 공급하기 때문에 혈관의 염증을 예방하고 치료합니다.

지난 5년 동안 영양학에서 간과했던 최고의 발견은, 견과류 섭취가 심장질환에 대한 강력한 예방과 치료 효과가 있다는 사실입니다. 여러 임상 연구에서 견과류(호두 · 땅콩 · 아몬드 등) 섭취가 혈관 속의 지방에 유익한 영향을 미치는 것으로 관찰되었습니다.[2] 견과류와 씨앗류를 사용한 23건의 임상 시험을 검토한 결과, 견과류를 매일 섭취하면 총콜레스테롤과 LDL 콜레스테롤이 감소한다는 사실이 입증되었습니다.[3] 견과류와 씨앗류는 LDL(나쁜) 콜레스테롤을 낮출 뿐만 아니라 HDL(좋은) 콜레스테롤도 높입니다. 흥미롭게도, 이들은 혈관, 특히 혈관 내피세포에 해로운 LDL 분자의 정상화에 도움을 주었습니다.[4]

엘라지탄닌Ellagitannins은 강력한 항산화제와 기타 암 예방 효과를 가진 폴리페놀 성분입니다. 베리류 · 견과류 · 씨앗류에 함유되어 있으며 호두에서 가장 잘 흡수됩니다.[5] 호두는 혈관의 플라크 부착물을 감소시키는데, 플라크는 동맥 염증의 중요한 지표입니다. 그 결과 내피 기능(혈액 증가에 따라 동맥이 확장되는 탄력성)이 개선되는 역할

을 합니다. 연구진에 따르면 호두는 이러한 심혈관계 이점을 보이는 최고의 식품입니다.[6]

견과류에 관한 연구는 단순히 혈당이나 콜레스테롤을 개선하는 것 이상의 결과를 보여줍니다. 견과류는 실제로 심혈관계로 인한 사망을 감소시키고 전반적인 수명을 증가시킵니다.[7] 5개의 대규모 전향적 코호트 연구(Adventist Health Study, Iowa Women Health Study, Nurses' Health Study, Physicians' Health Study, CARE Study)에서 견과류 섭취와 심장질환과의 연관성을 연구했습니다.[8] 모든 연구에서 강한 역상관 관계가 발견되었습니다. 즉, 견과류가 생명을 구하는 증거를 발견했다는 뜻입니다. 실제로 견과류 섭취는 백인·흑인·노인을 포함한 모든 조사 대상 집단에서 전체 사망률과 반비례하는 것으로 밝혀졌습니다.

견과류는 대부분 LDL 콜레스테롤 수치를 낮추는 단일 불포화지방과 다중 불포화지방을 함유하고 있습니다. 견과류와 씨앗류에 있는 각종 성분 때문이 아니라, 그 성분들이 천연의 성분이라는 사실에 대해 다시 한번 강조합니다. 우리는 자연에서 바로 가져온 지방 음식과 공장식 지방 음식을 구별해야 합니다. 통 견과류와 통 씨앗류가 아닌 기름(공장에서 만든)으로 대체할 경우 이러한 강력한 건강상 이점을 얻을 수 없다는 점을 분명히 밝힙니다.

'간호사 건강 연구'의 데이터에 따르면, 일반적인 식단에서 매일 30g의 견과류를 먹으면 심장병 위험이 30% 감소하는 것으로 나타났습니다. 포화지방 대신 견과류 지방을 섭취하면 위험이 45% 감소하는 것으로 나타났습니다. 하버드 공중보건대학원의 프랭크 후Frank Hu 박사 역시 '하루 약 30g의 견과류를 섭취하면 심장질환 위험이 30% 이상 감소한다'라고 연구 결과를 발표했습니다.[9] '의사 건강 연구'The Physicians' Health Study는 장점을 추가했습니다. 가장 흥미롭고 중요한 발견은 견과류와 씨앗류가 콜레스테롤 수치를 낮추고 심장마비를 예방할 뿐만 아니라, '항부정맥 및 항경련 효과도 있는 것으로 보이며, 이는 돌연사의 발생을 크게 감소시킨다'는 사실입니다.[10] 그러니까 쉽게 말해서 견과류와 씨앗류를 충분히 먹으면, '어느 날 갑자기 죽는 어처구니없는 현상'을 혁신적으로 줄여준다는 말입니다.

'의사 건강 연구'는 단순한 실험이 아닙니다. 무려 17년 동안 21,454명의 남성 참가자를 추적한 장기적이고 대대적인 실험이었습니다. 이 연구에서는 다른 식습관을 모두 통제한 후 실시한 실험으로, 견과류와 씨앗류를 매일 먹으면 심장병으로 인한 돌연사를 포함한 각종 심상실환이 훨씬 낮다는 사실을 확인했습니다. 씨앗류나 견과류를 거의 섭취하지 않는 남성과 비교했을 때, 일주일에 2번 이상 섭취한 사람들은 심장병으로 인한 돌연사의 위험이 50% 이상 감소했습니다. 견과류와 씨앗류를 섭취하면 부정맥(심장의 리듬이 불규칙하거나, 너무 빠르거나, 너무 느린 상태)의 발생을 크게 낮춰줍니다. 심장질환이 있다고 해서 항상 심장마비로 사망하는 것은 아닙니다. 심장이 규칙적으로 박동하지 못하는 '불규칙한 심장 박동'으로 사망하는 경우도 많기 때문입니다.

제가 30년간 진료해 온 경험에 따르면, 환자들이 저를 찾는 대부분의 경우는 당뇨병과 비만을 포함해서 고혈압·고콜레스테롤혈증·죽상동맥경화증·협심증 등입니다. 제 영양 조언에 따라 자연식물식을 철저히 실천해 온 사람들은 대부분 질병이 크게 호전되거나 완치되었습니다. 그들은 몰라보게 살을 뺐으며 당뇨를 뿌리 뽑았고, 혈압과 콜레스테롤 수치를 정상화했으며, 심장질환과 죽상동맥경화증을 극적인 방식으로 치료했습니다. 저는 누구에게도 약물을 처방하지 않았고 수술을 권장하지 않았습니다. 모든 환자에게 생 견과류와 씨앗류를 섭취하도록 권장했을 뿐입니다.

당뇨와 비만은 반드시 뿌리 뽑힌다

각종 연구에 따르면, 견과류 섭취는 당뇨병을 뿌리 뽑을 뿐만 아니라 식욕을 억제해서 체중을 감량하는 데 도움이 된다고 밝히고 있습니다.[11] 견과류와 씨앗류를 더 많이 섭취하는 사람들은 날씬할 가능성이 높은 반면, 씨앗류과 견과류를 덜 섭취하는 사람들은 체중이 더 많이 나갔다고 밝히고 있습니다.[12]

기름은 1스푼당 120칼로리를 함유하고 있어 살이 찌기 쉽고,

다이어트와 당뇨에 치명적입니다.

심장이나 당뇨병을 보호하는 효과도 전혀 없습니다.

공장에서 만든 기름을 배제하고

씨앗류와 견과류를 통해 지방을 흡수하면 됩니다.

견과류와 씨앗류는 미네랄과 섬유질이 풍부하고 당지수가 낮아서 당뇨환자에게 꼭 맞는 음식입니다. 하버드 연구진은 일주일에 5번 견과류를 약 30g 정도 섭취하는 사람들이 당뇨병 발병 위험을 27% 감소시킨다는 사실을 발견했습니다.[13] 당뇨환자는 비건 식품이나 저지방 식품도 주의해야 합니다. 여기에는 기름이 많이 들어가고, 곱게 간 곡물, 흰 밀가루와 흰 감자로 만든 음식이 대부분 포함됩니다.

'당뇨병 연구'Diabetes Care에는 '저지방 비건 식단은 제2형 당뇨환자의 혈당조절 및 심혈관 위험 요인을 개선한다'는 논문이 게재되었습니다.[14] 그러나 동물을 먹지 않는다는 좋은 의도로 시작된 이 비건 식단은 조차도, 정제 식품과 동물성 음식을 모두 배제한 자연식물식에 비해 효과는 현저하게 떨어진다는 사실을 간파하지 못하는 아쉬움을 남겼습니다.

비건 식단은 자칫 '뚱뚱한 채식주의자'를 만들기 쉽습니다. 존 맥두걸John Macdougall 박사의 기념비적인 저서 〈어느 채식의사의 고백〉The Starch Solution에 나오는 다음 이야기를 소개합니다.

"호놀룰루에 있는 퀸즈 메디컬센터에 레지던트로 일하고 있을 때 나는 한 명의 채식주의자를 만났다. 그는 이 병원의 젊은 인턴이었다. 그는 개인적인 건강을 위해서가 아니라 동물을 죽이지 않기 위해서 비건(고기는 물론 우유 및 달걀도 안 먹는 엄격한 의미의 채식주의자)이 된 사람이었다.

그는 동물을 죽이지 않기 위해 나일론 허리띠를 착용했으며 플라스틱으로 된 신발을 고집했다. 패션에 있어서도 일체의 가죽을 거부했다. 나는 과일, 채소, 통곡물을 먹는 채식주의자가 육식을 주로 하는 사람보다 더 건강하다는 확신이 있었다. 그러나 이 젊은 채식주의 의사는 지나치게 뚱뚱했다. 여드름 자국이 많았고 얼굴에 기름기가 번지르르 흘렀다. 그가 왜 그리 건강하지 못한 외모를 갖게 되었는지 알게 되기까지 오래 걸리지 않았다. 이 바쁜 인턴의 식사는 거의 포테이토칩과 콜라였는데, 그런 것들은 병원 내 매점이나 자판기에 항상 준비되어 있는 것들이었다. 그는 극도의 정크푸드 채식주의자였던 것이다. 핵심에서 멀리 벗어나 있었다. 좋은 음식이라는 확신이 없으면 입에 넣지 말고 항상 경계해야 한다는 것이 채식주의자들의 첫 번째 수칙이다. 솔직히 채식주의자들 중에서도 많은 사람들이 뚱뚱하고 건강하지도 못한 경우가 있다. 이렇게 뚱뚱한 채식주의자가 많으니, 채식이 몸에 좋다는 말에 사람들이 고개를 갸우뚱하게 되는 것이다."

시중에 유행하는 비건 식단은 체중 감량과 질병 치유에 극적인 개선을 보이기 쉽지 않습니다. 정제 녹말 식품과 가공된 식물성 기름이 바로 그 범인이기 때문입니다. 당신이 비건이라면 '공장식 비건 식품'을 멀리하고 채소와 콩과 견과류와 씨앗류 등 '천연의 비건 식품'으로 전환하셔야 합니다.

대표적인 연구가 있습니다. 저지방 비건 식단을 섭취한 여성의 LDL 콜레스테롤 수치가 16.9% 감소한 것으로 나타났습니다.[15] 그러나 저지방 비건 식단 대신 견과류와 씨앗류를 먹은 연구에서는 참가자들의 LDL 콜레스테롤 수치가 33% 감소했습니다.[16] 거의 2배의 효과를 보인 것입니다. 물론 육식주의에 비해 비건 식단이 더 건강한 식단임은 언급할 필요가 없습니다.

그러나 단 한 가지(그러나 더 중요한) 명심해야 할 일이 있으니 비건 식품(공장에서 만든) 대신 자연에서 방금 도착한 비건 식품(땅에서 나온) 채소와 곡물과 씨앗류를 드시라는 것입니다. 그것은 무슨 방법이 아니라 자연의 원리이기 때문입니다. 특히 당뇨환자는 더 명심해야 합니다. 병원에서 주장하는 당뇨식을 물리치고 자연식물식으로 돌아가십시오. 자연으로 돌아가야 치유됩니다. 녹색 채소와 콩과 과일과 견과류와 씨앗류를 식단에 올리면, 병원에서 친구처럼 지내던 당뇨와 이별할 수 있고 인슐린과 빨리 헤어질 수 있습니다.

일반식(모든 음식을 골고루 먹는 식단)의 위험 중 하나는 담석증입니다. 담석증의 주요 원인 음식은 고지방·고열량·고콜레스테롤 식사입니다. 그러니까 기름진 음식과 마트 진열대에서 당신을 유혹하는 공장음식이 원인이라는 말입니다. 그러나 제 경험상 자연식물식을 실천한 사람들의 담석증은 현저히 낮았습니다. 생 견과류와 씨앗류가 담석증을 예방하는 성분이 풍부하기 때문입니다.

'미임상영양학저널'American Journal of Clinical Nutrition에 따르면, '간호사 건강 연구'에 참여한 30~55세 여성 80,718명을 20년간 추적 관찰한 결과, 견과류와 씨앗 섭취가 담석 형성을 예방하는 데 상당한 효과가 있는 것으로 나타났습니다. 매주 견과류 147g을 섭취한 여성은 견과류를 거의 섭취하지 않은 여성보다 담석 형성 위험이 현저히 낮았습니다. 지방 섭취량을 추가로 조절해도 관계는 변하지 않았습니다.[17] 이러한 결과는 남성을 대상으로 한 코호트 분석(특정 시점에 공통된 경험을 공유하는 사용자 집단을 묶어 시간이 지남에 따른 행동 변화를 추적하는 방법)에서도 똑같은 결과를 반복해서 보여주었습니다.[18]

가짜 지방이 비만과 질병의 원인이다

저는 지방이 범인이 아니라 가짜 지방(트랜스 지방과 식물성 기름 등)이 범인이라고 주장합니다. 극단적으로 저지방 식단을 추종하는 사람들이 있습니다. 그런데 저는 비건이나 채식주의 식단을 실천했는데도 건강이 회복되지 않는 많은 사람들을 만났습니다. 그들은 건조한 피부, 얇아지는 머리카락, 근육 경련, 수면 부족 등의 증상을 보였습니다. 사람들은 종종 자신의 진짜 문제를 깨닫지 못합니다.

지식과 깨달음이 부족한 사람들이 극단으로 치닫는 법입니다. 저지방 비건 식단을 추종하다가 '이건 아니구나'싶어서, 고지방을 신봉하는 저탄고지의 추종자로 노선을 완전히 바꾸기도 합니다. 견과류와 씨앗류에서 건강한 지방을 더 많이 섭취하고 정제 탄수화물 섭취를 줄임으로써 문제가 해결되는 것을 '저지방'이나 '고지방' 탓을 한다는 말입니다. 반복해서 주장하지만 성분을 탓하지 말고 진짜 음식과 가짜 음식을 구별하는 혜안을 가져야 사기꾼에게 당하지 않게 됩니다.

저지방 식단은(다이어트를 하는 사람이 고기를 먹든 안 먹든) 체중 감량을 방해하고 중성지방 수치를 높이기 일쑤입니다. 저는, 불규칙한 심장 박동이나 부정맥이 발생하여 저를 찾아온 환자들을 치료한 적이 있습니다. 제가 견과류와 씨앗류를 식단에 다시 추가하자 이러한 증상들이 한 번에 해결되었습니다. 식단에 지방이 부족하면 지용성 비타민과 건강에 좋은 식물성 화학 물질의 흡수를 저해한다는 사실을 알아야 합니다.

샐러드에 견과류나 씨앗류 드레싱을 곁들이면 생채소에 함유된 카로티노이드Carotenoid를 더 많이 흡수합니다. 특정 영양소는 10배 이상 흡수됩니다. 항산화제로 알려진 알파카로틴Alpha Carotene, 베타카로틴Beta Carotene, 리코펜Lycopene의 혈중 농도를 측정한 연구에서, 무지방 샐러드드레싱을 곁들인 샐러드를 섭취한 후에는 미미한 수치가 나타났지만, 지방이 많은 드레싱(견과류와 씨앗류 등)을 곁들인

샐러드를 섭취한 후에는 수치가 높게 나타났습니다.[19]

캘리포니아 재림예수교(채식주의자로 유명한)인 34,000명을 대상으로 12년간 진행된 '재림교 건강 연구'에서 더 극명하게 소개되었습니다. 미국에서 가장 장수하는 집단으로 유명한 재림예수교인들이 다른 캘리포니아 주민들보다 더 오래 산다는 사실은 이미 알려진 사실이지만, 그들이 장수하는 정확한 이유가 단지 채식 위주의 식단 때문이었을까요?

흥미롭게도, 이 연구에서 장수에 가장 큰 영향을 미치는 음식은 견과류나 씨앗류를 일주일에 5회 이상 섭취하는 것으로 밝혀졌습니다. 견과류를 섭취하면 수명이 몇 년 더 늘어나는데, 이는 견과류와 씨앗류가 부정맥(심장이 불규칙하게 뛰는 증상)을 현저히 낮추어 주는 것으로 밝혀졌습니다. 견과류를 섭취하지 않는 사람들은 관상 동맥 질환 발생률이 2배나 높았습니다.[20] 당신이 만일 심장병 위험이 있고 당뇨환자라면, 매일 씨앗류와 견과류를 섭취하는 것은 생명을 구할 수 있다는 사실이 밝혀졌다는 말입니다.

다음에 있는 견과류와 씨앗류를 포함한 식단과 그렇지 않은 식단을 비교해 보고, 중요한 영양학적 차이점을 살펴보겠습니다.

견과류와 씨앗류를 섭취하면 단백질 함량이 더 높고, 단백질 합성에 사용되는 아미노산인 아르기닌Arginine 함량이 훨씬 더 높다는 것을 알 수 있습니다. 아르기닌은 심장에 도움이 되는 특별한 효능을 가지고 있으며, 혈관 확장을 촉진하고 혈액 응고를 예방합니다. 특히

	견과류와 씨앗류가 없는 식사	견과류와 씨앗류가 포함된 식단
총칼로리	1,882Kcal	1,878Kcal
지방	21g 9.2%	66g 28%
탄수화물	381g 76.8%	277g 54%
단백질	69.5g 14%	85.5g 18%
아르기닌(아미노산)	3,627mg	5,806mg
비타민 E	0.29mg	0.66mg
나트륨	1,570mg	644mg
칼슘	978mg	1,356mg
철분	24mg	29mg
인	1,387mg	1,694mg
마그네슘	540mg	750mg
아연	9.6mg	13.6mg
구리	2.2mg	4.6mg

저지방 식단은 식사에 함유된 대부분의 카로티노이드와 각종 식물성 화학 물질(파이토케이컬)의 흡수를 증가시키지만, 견과류와 씨앗류를 식단에 추가하면 그것들을 흡수하는 효능이 더욱 극대화된다는 사실을 알게 되었습니다. 간식용이 아니라 주식으로 삼아야 하는 이유입니다.

견과류와 씨앗류에 대해 또 하나의 흥미로운 사실이 있습니다. 견과류와 씨앗류의 칼로리는 모두가 몸속에 흡수되지 않는다는 사실입니다. 콩에 있는 칼로리와 유사하게 저항성 전분을 다량 함유되어 있습니다. 앞에서 언급한 것처럼 저항성 전분이란, 몸에 흡수되지 않고 대장에서 식이섬유와 유사한 역할을 하면서 장을 청소하는 물질입니다. 견과류와 씨앗류에서 기록된 칼로리의 약 30%는 혈류로

흡수되지 않고 대변으로 배출됩니다.[21]

　같은 칼로리의 음식을 먹더라도 견과류와 씨앗을 포함한 식단에서 흡수되는 칼로리는 약 100칼로리가 더 적습니다. 그러나 흥미롭게도 견과류와 씨앗류를 통째로 섭취하는 대신, 마트에서 파는 식물성 기름을 섭취하면 그 지방은 대변으로 배출되지 않고 몸에 거의 100% 흡수됩니다. 예를 들어, 땅콩을 통째로 섭취해서 지방 성분을 흡수하는 것과, 땅콩기름(공장에서 정제된 화학 물질을 섞은)을 섭취하는 것은 생물학적 효과가 완전히 다르다는 사실을 거듭 강조합니다.

　견과류와 씨앗류는 생으로 먹거나 살짝 볶아서 먹는 것이 가장 좋습니다. 견과류와 씨앗류를 살짝 볶으면 음식이 갈색으로 변하면서 항암 효과가 있는 아크릴아마이드**Acrylamide**가 생성됩니다. 여기에서 살짝만 볶아야 한다는 사실을 명심하시기 바랍니다. 견과류와 씨앗류를 더 많이 볶을수록 아미노산이 더 많이 파괴됩니다. 또한 볶는 과정에서 칼슘·철분·셀레늄 및 기타 미네랄 함량도 낮아집니다. 열을 가하면 지구상의 모든 식물은 미네랄과 비타민이 손실된다는 사실은 이미 상식이 되었습니다.

　견과류가 몸에 좋다는 소문이 퍼지면서 식품업체는 견과류를 커다란 통에 담아서 팔기 시작했습니다. 공장에서 지지고 볶은 다음 각종 화학 물질(정제 소금과 설탕과 MSG와 방부제)을 섞어 예쁜 그릇에 담아 마트에 진열했습니다. 그러나 만일 당신이 그 견과류를 집에 가져와서 TV 앞에서 먹게 되면 누구라도 1통을 모두 먹게 되어 있습니다. 당신이 많이 먹어야 식품업체는 돈을 많이 벌기 때문입니다. 마트에 진열된 모든 가공식품은 상업자본주의 원리를 벗어날 수 없는 태생적 한계를 가지고 있습니다.

견과류와 씨앗류는 적당히 섭취해야 한다는 점을 명심해야 합니다. TV 앞에 앉아 가공된 견과류를 먹으면 당연히 살이 찝니다. 그러나 당신이 생 견과류를 먹으면 많이 먹을 수가 없습니다. 몸이 알아서 그 양을 조절해 주기 때문입니다. 당신이 지금 비만이라면 하루 한 줌(30g 정도)면 적당합니다. 마른 체형이거나 육체노동자, 임신 중이거나 수유 중인 경우 2~3줌(60~100g)이면 적당합니다.

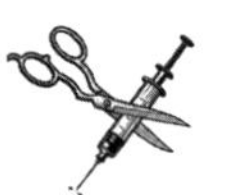

8장

자주 묻는
10가지 질문들

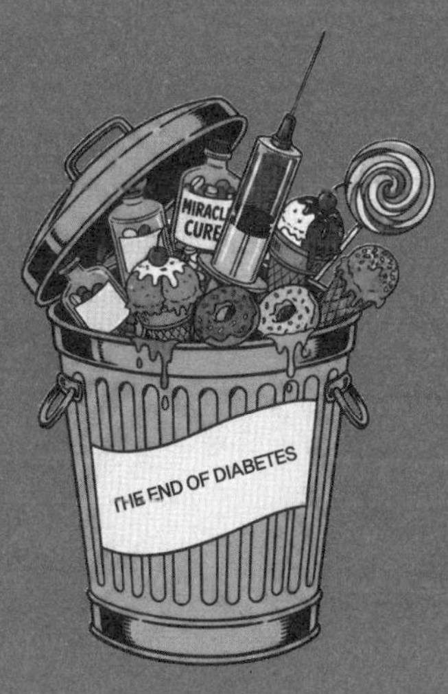

피마 인디언은 과거에 날씬한 민족으로 유명했으나,

최근 비만과 당뇨병이 80%로 급격히 증가했습니다.

그들의 조상들은 모두 날씬하고 활동적이었기 때문에,

췌장에 많은 양의 베타 세포를 보유할 필요가 없었습니다.

정제 탄수화물을 과잉으로 섭취할 일이 없었기 때문에

인슐린이 많이 필요하지 않았다는 말입니다.

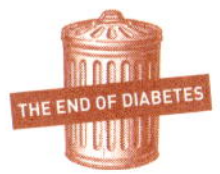

‘펄먼 박사의 자연식물식’은 당신이 그동안 믿어왔던 ‘세상의 지식’에서 ‘자연의 법칙’으로 돌아가는 계기가 될 것입니다. 당신의 생각을 바꾸지 않으면 행동으로 옮기기 쉽지 않습니다. 이 책을 여기까지 읽은 당신은 몇 가지 질문이 있을 것입니다. 저는 30년 동안 자연식물식과 함께 환자들을 지도해 온 경험을 바탕으로, 환자들로부터 가장 많이 들어왔던 질문을 다음과 같이 정리했습니다.

1. 자연식물식이 입에 당기지 않는데 어떻게 해야 하나요?

비만과 질병, 그리고 특히 당뇨를 치료하려면 어느 정도 연습과 인내가 필요합니다. 위대한 사상가나 사업가들은 ‘지루하지만 의미 있는 시간을 반드시 거쳐야 한다'고 공통적으로 말합니다. 약간의 열망과 인내심을 발휘해야 합니다. 그러나 어느 정도 시간이 지나면 '이것이 진짜였구나'하는 깨달음이 올 것입니다. 부기가 빠지고 몸이 가벼워지면서 활력이 넘치는 시간이 반드시 찾아옵니다. 제 경험으로 그런 시간은 약 1주일 또는 15회 정도의 식사 후에 반드시 찾아옵니다.

담배를 끊을 때 1주일이 가장 힘들다고 이구동성으로 말합니다. 담배를 끊고 니코틴을 참아낼 수 있는 시간이 오면 '입냄새가 나는 담배를 내가 왜 피웠을까' 하는 때가 옵니다. 똑같이 당신이 자연식물식을 하고 1주일이 지나면 '내가 왜 속이 더부룩한 고기와 공장음식을 먹었을까' 하는 때가 찾아옵니다. 수천 명을 자연식물식으로 이끈 저의 생생한 경험담입니다.

1주일이 지나면 오히려 '맛있는 식사 시간'이 기다려집니다. 단순하고 평화로운 식사 시간, 마음을 안정시키고 살이 빠지고 질병이 사라지는 식사 시간을 기다리게 됩니다. 실천해 보지 않으면 알 수 없습니다. 당신은 병원을 드나들면서 당뇨와 평생 친구처럼 지내시겠습니까, 당뇨와 각종 질병을 뿌리째 뽑고 평생을 자주적이고 독립적인 삶을 사시겠습니까?

2. 고기와 빵과 과자를 끊는 것이 왜 그렇게 어려울까요?

살을 빼고 질병을 뿌리 뽑기 전에 당신은 '음식중독'에 대한 기본적인 이해가 필요합니다. 앞에서 우리는 육류와 공장음식이 중독성이 있다는 사실에 대해 공부했습니다. 모든 중독이 그렇듯이 중독을 끊어내려면 처음 몇 주 동안 약간의 불편함이 있다는 사실도 알게 되었습니다. '고기를 끊느니 차라리 죽어버리겠다'라고 말하는 사람도 있을 수 있습니다. 저는 당신을 충분히 이해하고 있습니다. 30여 년 동안 당신처럼 생각하는 수천 명을 만나왔기 때문입니다.

우리 인간은 변화를 두려워하는 동물입니다. 모든 변화와 혁명이 그렇듯이, 음식을 바꾸는 일은 어느 정도 '심리적인 통증'이 따라옵니다. '아파야 낫는다'는 말이 있습니다. 이 세상의 모든 통증은 그것을 이겨내는 사람에게만 엄청난 선물을 주는 법입니다. 그러나 저는 당신에게 군대의 규율처럼 '100% 당장 실행하라'고 명령하는 것이 아닙니다.

인간은 갈대와 같아서 끊임없이 흔들리는 동물입니다. 흔들리면 흔들리는 대로 앞으로 나가면 됩니다. 가끔 고기와 빵과 과자를 먹더라도 자책하지 말기를 바랍니다. 주변에서 유혹하더라노 그 사람을 비난하거나 꼬치꼬치 설명하면서 우정을 훼손하는 일이 없기를 바랍니다. 묵묵히 무쏘의 뿔처럼 나아가면 됩니다. 그것은 타인에게 '동지적 만족감'을 주는 일이 아니라, 바로 당신의 삶과 죽음을 결정하는 일이기 때문입니다.

우리 인간은 변명하기 좋아하는 동물이기도 합니다. 예를 들어

실직 상태에 놓여 매일 과식을 하는 경우, '너도 나처럼 이런 상태라면 과식과 폭식을 계속했을 거야'라며 자신의 상태를 외부의 잘못으로 그 탓을 돌리는 경우도 많습니다. 자기 연민과 우울증의 악순환에 빠집니다. 중독이 마음속에 자리 잡으면 통제력을 잃게 됩니다. 많은 사람들이 통제력을 잃고 비만과 질병에 허우적거립니다. 그것들과 우울증은 반복되면서 악순환에 빠집니다.

30여 년 환자와 만나온 제 경험에 의하면 과식과 폭식은, 낮은 자존감의 직접적인 결과입니다. 자기를 사랑하는 마음이 사라졌기 때문입니다. 자신을 사랑하지 않고서야 어찌 남을 사랑할 수 있겠습니까? 자신을 사랑하는 사람은 눈빛부터 초롱초롱하고 피부에 빛이 나는 법입니다. 바로 그럴 때야 비로소 당신도 타인을 사랑할 수 있고 타인도 당신을 사랑할 수 있게 됩니다.

3. 처음에 금단 증상이 생겨 몸이 나빠지지는 않을까요?

자연식물식을 시작한 지 처음 1~2주 동안 몸에서 독성 물질이 빠져나가기 시작합니다. 신체가 해독 활동을 시작하기 때문입니다. 좋은 것은 반드시 약간의 아픔이 수반됩니다. 자연식물식 시작 후의 이 아픔을 우리는 '독성 허기'라고 부릅니다. 어지러움 · 피로 · 두통 · 소변 증가 · 인후통 · 복부 팽만감, 그리고 매우 드물게 발열 · 몸살 · 발진 등이 따라올 수 있습니다. 이러한 불편함은 일주일 이상 지속되지 않으며 시간이 지남에 따라 완전히 사라집니다. 전혀 걱정하실 필요가 없다는 말입니다.

사람들은 생 섬유질이 많은 음식을 먹고 그것에 적응하는 데 시간이 걸린다고 느낍니다. 가스가 증가하거나 복부 팽만감을 경험하거나 설사가 나오기도 합니다. 이것은 모두 반드시 거쳐야 하는 '해독 과정'입니다. 이는 다른 음식을 먹을 때보다 생채소를 먹을 때 더 많은 공기를 삼키기 때문에 발생합니다. 음식을 삼키기 전에 공기를 빼면 이 증상이 완화됩니다. 빵이나 면을 먹을 때처럼 허겁지겁 먹기 때문에 발생하는 부작용입니다. 천천히 조금씩 씹어 드실 것을 부탁드립니다. 더 잘 씹으면 세포가 분해되어 소화가 더 쉬워집니다. 그런 다음 생채소의 양을 늘리면 됩니다.

콩·견과류·씨앗류 또한 초기에는 소화 문제를 유발할 수 있습니다. 이러한 문제를 해결하려면 거의 매 끼니에 콩을 섭취하되 적응할 때까지 아주 소량씩 섭취하세요. 견과류와 씨앗류는 여러 끼에 나누어 섭취하고 한 번에 너무 많이 섭취하지 않도록 주의하십시오. 좋은 것은 항상 어느 정도 시간이 필요한 법입니다.

소화 문제로 고민이라면 다음과 같은 방법을 시도해 보십시오.

- 샐러드는 천천히 잘 씹어 드세요.
- 콩의 양은 천천히 조금씩 늘려가세요.
- 콩과 식물은 요리하기 전에 하룻밤 물에 불려 두세요.

- 초기에 생채소는 조금씩, 익힌 녹색 채소는 더 많이, 그리고 점차 생
  채소 섭취량을 점차 늘리세요.
- 인내심을 갖고 소화기관이 새로운 식습관에 적응할 시간을 주세요.

4. 당뇨병은 대부분 유전이라는데 사실인가요?

특정한 부족의 사람들은 선천적으로 췌장의 베타 세포(인슐린을 분비하는 세포) 저장량이 아주 적은데, 이 때문에 어려움을 겪는 사람들을 우리는 제1형 당뇨환자라고 부릅니다. 그러나 지난 25년 동안 미국에서 당뇨병 발병률이 2배로 증가한 것은 분명히 유전 때문이 아닙니다. 미국 남서부에 거주하는 피마 인디언Pima Indian의 경우를 보면 진실이 금방 드러납니다.

피마 인디언은 과거에 날씬한 민족으로 유명했으나, 최근 100년 사이 비만과 당뇨병 유병률이 80%에 달할 정도로 급격히 증가한 대표적 사례입니다. 그들의 조상들은 모두 날씬하고 활동적이었기 때문에, 췌장에 많은 양의 베타 세포를 보유할 필요가 없었습니다. 정제 탄수화물을 과잉으로 섭취할 일이 없었기 때문에 인슐린이 많이 필요하지 않았다는 말입니다.

그러니까 비만과 당뇨가 유전적일 수도 있는 이유는, 그 질병을 유발하는 식단을 섭취하는 사람들에게만 위험한 요인이라는 말입니다. 부모가 비만인 그 자녀들이 비만이 될 위험이 훨씬 큽니다. 그것

은 유전 때문이 아니라 부모와 함께하는 음식 때문임은 명백합니다. 비만 폭발은 인류 역사상 육류와 가공식품 산업이 초래한 최근의 현상입니다. 분명히 비만은 유전적인 요인이 아닙니다.

유전적으로 지방을 더 효율적으로 저장하는 사람들은 수천 년 전 식량이 부족했을 때 생존에 유리했을 수 있습니다. 그러나 오늘날 육류와 공장음식이 넘쳐나는 풍요로운 시대에서 그런 사람들은 오히려 생존에 불리한 처지에 놓이게 되었습니다. '엄마 아빠가 뚱보라서 나도 뚱보다'가 아니라, '뚱보 엄마 아빠가 먹는 음식을 그대로 먹어서 나도 뚱보다'가 진실이라는 말입니다.

유전적 요소에만 초점을 맞추면 문제를 해결하지 못합니다. 유전자를 바꿀 수는 없습니다. 인생에서 모든 결과물이 그렇듯이, 당뇨병의 원인도 외부에서 찾지 말고 내부에서 찾아야 합니다. 우리는 여전히 마법처럼 쉬운 치료법과 속임수, 그러니까 약물과 수술처럼 '노력 없이 해결할 수 있는 정답'을 찾곤 합니다.

최근 체중 조절과 비만 분야에서 아주 흥미로운 연구 결과가 '뉴잉글랜드 의학저널'New England Journal of Medicine에 게재되었습니다.[1] 이 연구에 따르면, 비만인 친구가 있으면 비만 발병 위험이 60% 증가하며, 이는 형제자매나 배우자가 비만인 경우보다 높은 수치입니다. 이러한 높은 비율은 사람들이 자신과 비슷한 사람들과 유대감을 형성하는 경향이 있다는 사실을 고려하더라도 상당히 높은 수치입니다. 두 사람이 서로 친구가 된 후, 한 사람이 먼저 비만이 되었을 경우 다른 한 사람도 같이 비만이 될 가능성은 약 3배 더 높았습니다. 그러니까 '친구 따라 강남 간다'는 말인데, 서로 어울리면서 같은 음식을 공유했기 때문임은 자명한 이유입니다.

또래 집단의 영향력을 과소평가해서는 안 됩니다. 음식 습관(맛있어 보이고 이국적으로 보이는 음식을 통해서)이 SNS를 통해서 확산되기 때문입니다. 그러나 당신이 채식주의자 모임이나 자연치유 모임 등, 건강을 중시하는 사람들에 둘러싸여 있다면 좋은 습관도 똑같이 전염될 수 있습니다. 먼저 당신이 자연의 위대한 힘을 깨닫고, 같은 깨달음을 얻은 사람들과 친구가 되면 이 문제는 저절로 해결됩니다. 당뇨는 절대 유전이 아닙니다. 자본을 늘려 영역을 확장하려는 상업 자본주의를 생각 없이 따라다닌 결과물, 당뇨와 비만은 그 이상도 이하도 아닙니다.

5. 요리할 시간이 없는데 간단한 방법이 있을까요?

외부(SNS)에 집중하지 마시고 내부(몸)에 집중하실 것을 거듭 강조합니다. 화려하고 이국적인 레시피를 버리고 단순함을 따라가는 것이 시간을 절약하고 지속 가능한 방법입니다.

● 아침 식사

제철의 신선한 과일이나 냉동 과일을 생 견과류 및 씨앗류와 함께 드시면 가장 간편합니다. 오트밀을 하룻밤 물에 담가 두었다가 요리할 수도 있습니다. 과일 하나, 채소 한 줌, 아마씨 등을 넣어 간편하게 스무디를 만들 수 있습니다. 가장 간편한 아침 식사는 과일을 한두 개 정도만 먹는 방법입니다.

● 점심과 저녁 식사

가장 간단한 점심 및 저녁 식사는, 샐러드에 야채수프 한 그릇을 곁들인 식사입니다. 미리 섞어 씻은 채소로 간단한 샐러드를 만들어 보세요. 다진 견과류와 잘게 썬 과일을 채소 위에 얹고, 레몬이나 발사믹 식초를 뿌리면 샐러드가 완성됩니다. 야채수프의 경우 통조림 콩을 넣어 끓인 다음 잘게 썬 양상추를 뿌리면 아삭아삭한 식감이 있어 좋습니다. 수프의 경우 시간이 없는 자신을 위해, 미리 수프를 많이 만들어 놓은 다음 냉동실에서 조금씩 꺼내 끓여 먹을 수도 있습니다.

저는 항상 샐러드를 메인요리로 만들어 먹습니다. 생채소는 메인요리를 먹기 전에 충분히 섭취해야 합니다. 저는 매일 450g 이상의 생채소를 섭취하곤 합니다. 이 정도면 큰 접시 한 가득 정도의 양이 됩니다. 저는 종종 "샐러드가 메인요리입니다."라고 사람들에게 말합니다. 여기서 샐러드는 조리되지 않은 모든 채소를 의미합니다. 생채소를 많이 먹을수록 나쁜 음식에 대한 갈망이 줄어듭니다. 채소는 미량 영양소가 풍부하고 칼로리가 낮다는 사실을 기억하십시오. 더 많이 먹을수록 좋다는 말입니다. 채소를 많이 먹을수록 칼로리가 높은 다른 음식을 덜 먹을 가능성이 커집니다.

샐러드는 '펄먼 박사의 자연식물식' 프로그램 중에서 여왕에 해당합니다. 가장 중요하다는 뜻입니다. 샐러드에 다양한 생채소를 사용하십시오. 상추 외에도 토마토 · 잘게 썬 비트 · 당근 · 오이 · 피망을 넣으면 색깔도 좋아서 식욕을 자극합니다. 익힌 나물 · 해동된 냉동 완두콩 · 삶은 버섯등을 상추 샐러드 위에 얹어도 훌륭합니다. 과일을 갈아서 집에서 만든 드레싱을 조금 더하면 샐러드만으로도 한 끼 식단을 완성할 수 있습니다.

6. 외식을 할 때는 어떻게 해야 하나요?

요즘엔 주위에 채식 식당이 많습니다. 자신에게 맞는 식당을 미리 찾아 놓고 친구와 함께 찾는 것이 가장 좋은 방법입니다. 주위에 그런 식당이 없을 경우, 식당이 붐비기 전에 방문해서 매니저나 셰프에게 미리 문의하는 것도 좋습니다. 그러면 직원들이 특별한 요리(고기를 빼다거나)를 만들어 줄 시간적 여유를 갖게 됩니다. 밖에서 아침 식사를 할 경우 빵이나 베이글 같은 음식은 피하시고, 대신 오트밀과 과일을 드십시오. 점심과 저녁 식사에는 파스타나 흰쌀밥 대신, 샐러드와 찐 채소 종류를 주문하시면 됩니다.

저는 종종 '더블 사이즈 샐러드'를 주문해서 2배의 가격을 지불

하곤 합니다. 샐러드로 배를 채우면 불량한(?) 다른 음식에 손이 덜 가기 때문입니다. 샐러드드레싱(보통 소금 함량이 높음)은 따로 요청하시고 조금만 사용하세요. 아니면 드레싱 대신에 발사믹 식초나 레몬즙을 달라고 부탁하는 것이 더 좋습니다.

당신이 진정으로 원하기만 하면 방법은 사방에 널려 있습니다. 물론 약간의 노력이 필요합니다. 호텔에서도 어렵지 않습니다. 여행할 때는 그 동네 마트에 가서 채소와 과일과 통조림 콩과 오트밀을 사서 호텔 방으로 가져갑니다. 생 견과류를 가방에 미리 넣어 가시면, 멋진 샐러드와 콩 수프를 비싼 돈을 내지 않고도 만들어 먹을 수 있습니다. 호텔 방에 있는 전기 커피 머신을 사용하여 수프와 오트밀을 데우면 됩니다.

7. 소금은 어떤 소금이 좋고 얼마나 넣어야 할까요?

이 책은 비만과 질병을 치료하고 당뇨병을 뿌리 뽑기 위해 애쓰는 사람을 위해 쓴 책입니다. 당신이 당뇨병과 고혈압을 없애고 싶다면, 천연식품에 함유된 것 이외에 첨가된 소금은 회복을 방해할 수 있습니다. 바닷소금 또한 식탁 소금과 99%가 화학적으로 유사하므로 몸에 더 좋다고 할 수 없습니다.

최적의 건강을 위해서는 어떤 음식에도 소금을 첨가하지 않는 것이 좋습니다. 저명한 '고혈압 예방 식단'DASH의 연구에 따르면 미국인들은 필요한 양의 5~10배에 달하는 나트륨을 섭취하며, 이처럼 높은 나트륨 수치는 혈압 상승에 영향을 미친다는 것이 사실로 밝혀졌습니다.[2] 소금은 또한 몸속의 칼슘과 미량 미네랄을 끌어당기는데, 이는 골다공증의 원인이 됩니다.[3]

이뿐만 아니라, 나트륨 섭취가 많을 경우, 심장마비로 인한 사망률이 증가할 수 있습니다. '랜싯'Lancet에 발표된 대규모 연구에서, 비만 남성의 나트륨 섭취와 전체 사망률 사이에는 놀라울 정도로 높은 상관관계가 있는 것으로 나타났습니다.[4] 연구진은 "과다한 나트륨 섭취는 고혈압과는 별개로 사망률과 심장질환에도 영향을 주는 것으로 나타났는데, 이러한 결과는 소금이 건강에 해롭다는 직접적인 증거를 제공한다."라고 결론지었습니다.

우리 인류의 조상들은 10만 년 동안 음식에 소금을 넣지 않았습니다. 소금을 섭취한 것은 최근의 현상입니다. 당신이 천연 식물을 먹는다면 나트륨은 절대 부족하지 않습니다. 소금을 먹지 않는 것이 중요한 것이 아니라, 천연의 미네랄(나트륨이 포함된)이 고스란히 남아 있는 천연식품을 먹는 것이 더 중요합니다.

제가 경험한 환자 수천 명이 심장병과 당뇨병과 고혈압을 극적으로 치료했는데, 식단에서 소금을 제거한 것이 가장 중요한 요인이었다고 확신합니다. 그러나 맛을 위해서 소량은 허용됩니다.

소금을 섭취하지 않으면 시간이 지남에 따라 미각이 적응하여 소금에 대한 민감도가 향상됩니다. 식단에 소금을 많이 섭취하면 소금에 대한 미각이 약해지고, 양념이나 향신료가 많이 첨가되지 않은 음식은 밋밋하게 느껴집니다. 나트륨이 적은 음식에 익숙해지려면 어느 정도 시간이 걸립니다. 가공식품이나 고염분 식품을 피한다면, 과일과 채소의 미묘한 맛을 감지하고 즐기는 능력도 향상될 것입니다. 시간이 지나면 소금이 그리워지지 않고, 심지어 소금을 원하지도 않게 될 것입니다.

8. 와인이 건강에 좋다는데 정말 사실인가요?

와인에는 플라보노이드Flavonoid나 레스베라트롤Resveratrol과 같은 유익한 성분이 함유되어 있으며, 이는 건강상의 이점이 있는 것도 사실입니다. 그러나 이러한 이점을 얻기 위해 꼭 와인을 마실 필요는 없습니다. 포도나 건포도를 먹으면 훨씬 유익하다는 뜻입니다.

적당한 음주는 여성의 경우 하루 최대 와인 한 잔, 남성의 경우 두 잔이 적당합니다. 이보다 더 많이 섭취하면 허리둘레 증가 및 기타 심각한 건강 문제가 발생할 수 있습니다.[5] 그러나 더 우려되는 것은 음주와 암의 연관성입니다. 적당량의 알코올도 유방암 위험을 증가시킬 수 있습니다.[6] 2009년에 보고된 메타분석(대량분석) 검토 결과, 하루 한 잔의 술은 유방암 위험을 7%~10%까지 증가시키는 것으로 나타났습니다.[7] 최근 '간호사 건강 연구'를 28년간 주의 깊게 추적 조사한 결과, 훨씬 낮은 알코올 섭취량에서도 유방암 위험이 증가하는 것으로 나타났습니다. 일주일에 3~6잔의 알코올을 섭취할 경우, 유방암 위험을 15% 증가시키는 것으로 나타났습니다.[8]

특히 하루 한 잔 이상의 알코올을 정기적으로 섭취할 경우, 다음 날 가벼운 금단 증상을 유발할 수 있습니다. 이러한 금단 증상은 흔히 허기로 오인되어 과식으로 이어집니다. 알코올이 위점막을 자극하여, 중화시키기 위한 물질인 육류와 공장음식을 갈구하게 만들기 때문입니다. 이 때문에 적당히(또는 과도하게) 술을 마시는 사람들은 대부분 과체중입니다. 최근 연구에 따르면 적당한 양의 알코올 섭취도, 뇌졸중으로 이어질 수 있는 질환인 심방세동 발생률을 증가시키는 것으로 밝혀졌습니다.[9]

알코올은 심장질환에 가장 위험합니다. 그러나 일주일에 한두 잔의 와인을 마시는 것 자체는 큰 위험이 아닙니다. 그로 인해 중독되어 '오늘도 마시고 내일도 마시는 것'이 문제의 핵심입니다. 첫발을 내딛지 않는 것이 중요합니다.

9. 반드시 유기농 식품을 섭취해야 하나요?

환경보호 규제가 엄격해짐에 따라, 미국을 포함한 전 세계 환경 당국의 살충제 잔류량을 엄격하게 통제하고 있습니다.[10] 최근 과학자들의 연구에 의하면 농산물의 살충제 잔류량은 미미한 것으로 밝혀지고 있습니다. 이 연구에서는 유기농 여부와 관계없이, 농산물(채소와 과일)을 섭취하는 것 자체가 암 발생률을 감소시키고 질병을 예방하고 있다는 증거들을 보여주고 있습니다. 살충제 사용 여부와 관계없이, 과일과 채소를 먹는 것이 아예 먹지 않는 것보다 훨씬 유익하다는 말입니다.

물론 가능하다면 농약으로부터 안전한 유기농 식품을 먹는 것이 가장 좋습니다. 또한 유기농 식품은 일반적으로 일반 식품보다 영양소가 더 많습니다.[11] 또한 맛이 더 좋고 환경에 더 좋은 것도 사실입니다. 그러나 유기농을 고집하는 것보다, 가공식품이나 동물성 식품을 먹지 않는 것이 더 중요합니다. 유기농이 아닌 과일과 채소를 먹더라도, 공장음식과 동물성 식품을 먹는 것보다 100배 더 건강을 빠르게 회복시킬 것입니다. 자연식물식이라는 큰 방향을 유지하는 것이 더 중요합니다. 항상 주장하지만, 좋은 것을 먹는 것보다 나쁜 것을 먹지 않는 것이 더 중요하다는 사실을 마음속에 새기시길 바랍니다.

10. 올리브 오일이 건강에 좋다는데 사실인가요?

지방에 대한 저의 이론은 다음과 같습니다. '지방은 기름이 아니라 열매를 통해서 직접 섭취하시라', 바로 이것입니다. 기름은 건강식품이 아닙니다. 올리브 오일을 포함한 모든 기름은 100%가 지방이며 한 스푼 당 120칼로리(Kcal)를 함유하고 있습니다. 기름은 칼로리가 높고 영양소는 적으며 섬유질은 제로(0)입니다. 기름은 체중을 늘리고 당뇨환자를 만드는 완벽한 식품입니다.

기름은 '공장에서 만드는 가공식품'이라는 인식의 전환이 필요합니다. 올리브 열매를 포함한 각종 견과류와 씨앗류에서 화학적으로 기름을 추출하면, 대부분의 영양소가 손실되고 빈 칼로리만 함유한 가짜 음식이 됩니다. 물론 지방은 섭취해야 합니다. 올리브 · 호두 · 피스타치오 · 참깨 · 들깨 · 아마씨와 같은 자연식품에서 직접 지방을 섭취하십시오. 그렇게 하면 섬유질 · 플라보노이드 · 각종 페놀 성분 · 스테롤과 같은 각종 영양소를 모두 섭취할 수 있습니다.

지중해 식단에 올리브 오일이 포함된다고 해서 그것이 건강식품이란 의미는 아닙니다. 물론 포화지방과 트랜스지방이 많은 식품보다 덜 해롭지만, 덜 해롭다고 해서 건강에 좋은 것은 아닙니다. 지중해식 식단이 몸에 좋은 것은 올리브 오일 때문이 아니라 채소 · 과일 · 콩 등 항산화 성분이 풍부한 식품을 주식으로 하기 때문입니다. 올리브 오일을 음식에 많이 뿌리면 지방을 많이 섭취하게 됩니다. 어떤 종류의 기름이든 많이 섭취하면 많은 양의 칼로리를 섭취하는 것과 마찬가지입니다. 이는 비만으로 이어지고 당뇨병 · 고혈압 · 뇌졸중 · 심장병, 그리고 여러 형태의 암으로 이어집니다.

씨앗이나 견과류 대신 기름을 직접 섭취하면 지방이 빠르게 혈류로 흡수됩니다. 급증하는 칼로리를 갑자기 활용할 수 없어서, 우리 몸은 몇 분 안에 재빨리 칼로리를 지방으로 저장합니다. 앞에서 언급했던 〈어느 채식의사의 고백〉의 저자 존 맥두걸 박사는 '지방을 먹으면 그것은 고스란히 지방이 된다'(The fat you eat is the fat you wear)라는 유명한 말을 남겼습니다. 그러니까 당신이 지금 기름을 섭취하면, 그 기름이 입술에서 엉덩이로 몇 분 안에 이동한다는 말입니다. 아시다시피 몸에 저장된 지방은 비만과 질병, 그리고 당뇨병을 유발합니다.

기름 대신 씨앗이나 견과류를 지방 공급원으로 섭취하면 어떻게 될까요? 지방이 스테롤 및 스타놀, 그리고 기타 섬유질과 결합해서 오랫동안 지방 흡수를 늦추고 신체가 지방을 에너지로 연소할 수 있도록 조절해 줍니다. 견과류와 씨앗류는 항염증 효과가 있는 반면, 공장에서 짜낸 기름은 염증을 촉진한다는 사실을 명심하시기 바랍니다. 똑같이 한 뱃속에서 나왔는데 성격이 전혀 다른 형제와 같습니다.

한 연구에서는 올리브 오일을 함유한 지중해식 식단(A)과 피스타치오를 지방 공급원으로 대체한 식단(B)을 비교했습니다. 연구진은 내피 기능(혈관 내벽 건강)이 훨씬 개선되었음을 결과로 기록했습니다. 또한 염증 감소 · 혈관 탄력 증가 · 콜레스테롤 및 중성지방 감소, 그리고 혈당 감소 효과를 직접 확인했습니다.[12] 또한 앞서 논의했듯이 기름(정제된)은 체중 증가를 촉진하는 반면, 견과류나 씨앗류를 통해서 지방을 섭취하면, 전체 칼로리 섭취량을 늘리지 않고 혈당과

콜레스테롤과 체중이 감소했습니다.[13]

　그러나 당신이 지금 날씬한 데다가 질병도 없고 운동을 많이 한다면, 식단에 올리브 오일을 조금은 추가할 수는 있습니다. 삶은 어느 정도 여유롭게 살아야 하고 팍팍하게 살 필요는 없기 때문입니다.

당뇨환자를 위한 자연식물식 6단계 실천법

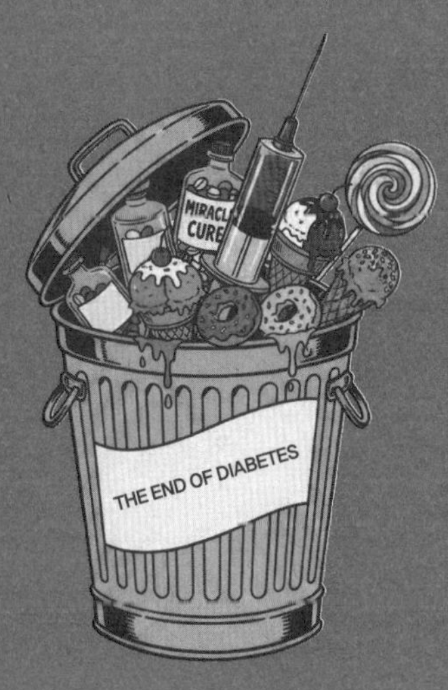

금반지를 찾으려면 쓰레기부터 치워야 합니다.
당뇨병에 좋지 않은 공장음식과 육류를 모두 버린 다음,
냉장고와 찬장에 자연식물식 재료로 채우십시오.

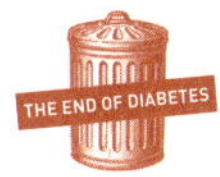

저는 2006년 11월 말, 52세의 나이에 당뇨병 진단을 받았습니다. 당시 공복 혈당은 160이었고, 체중은 99kg이었습니다. 한때 당뇨병 전 단계였던 적이 있었고 유전적으로 가족력도 있었습니다.

당뇨병 진단을 받고 엄청난 충격을 받았습니다. 저는 약사로서 당뇨병이 가져오는 상기석인 합병증과 위험을 잘 알고 있습니다. 당뇨가 진전되면 심장병과 암으로 발선한다는 사실노 살 알고 있었습니다. 그러나 저는 약물과 인슐린 주사를 맞으며 살지 않겠다고 결심했습니다. 약사로서, 고통받는 수많은 당뇨환자를 봐왔기 때문입니다.

아내가 동네 서점 건강 코너를 둘러보다가 펄먼 박사님의 책을 발견했고 저에게 읽어보라며 건넸습니다. 그 책은 정말 신의 선물이었습니다. 저는 육류를 즐겨 먹는 편은 아니지만, 닭고기와 생선 위주의 식단에서 자연식물식으로 바꾸는 것은 엄청난 도전처럼 느껴졌습니다.
그러나 저는 어떤 대가를 치르더라도 당뇨병을 이겨내겠다고 결심했습니다. 펄먼 박사님의 자연식물식 프로그램이 제 목숨을 구했습니다. 저는 저의 모든 식단을 자연식물식으로 바꾸었습니다. 최근의 검사 결과가 드라마틱한 변화를 잘 보여줍니다. 총콜레스테롤 139, LDL 79, HDL 49, 혈압 110/75, 체중 78kg 당화혈색소 5.3입니다.
자연식물식의 유일한 단점은 새 옷을 사야 한다는 것이었습니다. 허리둘레가 38인치에서 33인치로 줄었습니다. 큰 셔츠는 이제 쓰레기봉투처럼 몸에 달라붙습니다. 불룩한 뱃살도 사라졌고 얼굴도 홀쭉해져서 사람들이 저를 못 알아보기도 합니다. 저는 새로운 사람이 되었습니다.

— 스티브Steve D.

인간은 감정의 동물입니다. 호모 사피엔스의 먼 조상이자 유전자 99%가 일치하는 침팬지처럼 단체생활을 하는 동물입니다. 따라서 주변의 도움이 필요합니다. 가족이나 주변 사람들에게 당뇨환자임을 설명하고 자연식물식에 대한 지지를 요청하는 것이 좋습니다.

이때 중요한 것이 있습니다. 그들에게도 식단을 바꾸도록 강요하지 않는 것이 바로 그것입니다. 넌지시 이 책을 읽어보라고 선물할 수도 있습니다. 그러나 당신의 변화된 모습(질병과 비만에서 해방된)을 보여주는 것보다 더 강한 증거는 세상에 없습니다.

비만과 질병, 특히 당뇨를 뿌리 뽑는 데에는 주변의 지지가 무엇보다 중요합니다. 지지해 줄 가족이나 친구가 없다면 채식 관련 카페에 가입해서 같은 생각을 가진 회원들과 교류하는 것도 좋은 방법입니다. 그곳에는 당신과 생각이 똑같은 수백 명의 동지들이 있을 것입니다.

사고체계를 바꾸기가 쉽지 않은 것처럼 먹는 것을 통째로 바꾸는 것은 그리 쉽지 않다는 사실을 저도 잘 알고 있습니다. 그러나 식단을 바꾸는 것은 죽음에서 새 생명을 얻는 일입니다. 돈이나 명예도 생명보다 중요하지 않다는 사실을 당신도 잘 알고 계실 것입니다. 식단을 조금만 바꾸면 보상은 수십 배로 커진다는 사실을 강조합니다. 당신은 섬에 혼자 사는 사람이 아닙니다.

주변에 동지들을 만들어서 일회적인 변화를, 지속 가능한 인생의 변화로 만드십시오. 입에서 달콤하고 몸을 파괴하는 음식 습관은, 비만과 질병을 거쳐 죽음으로 향하게 합니다. 실천하지 않는 지식은 지식이 아닙니다. 여기에 자연식물식을 지속 가능하게 하고 질병과 비만을 뿌리 뽑는 6가지 단계를 소개합니다.

1단계: 결심하고 기록하기

노트에 진행 상황을 기록하십시오. 먼저, 지금 먹는 음식을 왜 먹어야 하는지 최소 5가지 이상의 이유를 적어 보세요. 당뇨환자를 만든 현재 식단의 문제점을 나열하십시오. 반성이 없으면 세상 무엇도 이룰 수 없습니다. 반성이란 확실한 자기 성찰에서 시작되기 때문입니다.

저는 당신에게 12주 정도 자연식물식을 실천할 것은 권유합니다. 당신이 12주 정도 실천한 후 그 놀라운 결과물을 받아보시면 멈추지 못한다고 저는 확신합니다. 당신이 당뇨환자라면 12주 동안 1단계 식단 지침(결심하고 기록하기)을 따르시기 바랍니다. 12주는 어쩌면 좀 긴 시간일 수 있지만 당신의 인생 전체의 전환점을 생각한다면 그리 길지 않습니다. 처음 12주가 지나면 프로그램을 약간 수정(2단계로 이동)할 적절한 시점인지, 아니면 1단계를 유지하며 효과를 극대화할 것인지 선택할 수 있습니다.

어떤 사람은 중독을 합리화하고 현재의 습관을 고수할 수도 있습니다. 중독을 유지하려는 욕망이 그들의 삶을 지배하고 있습니다. 제 생각에는 이런 사람들은 이 책을 아직 끝까지 읽지 못했을 것입니다. 하지만 당신이 아직 이 책을 읽고 있다는 사실만으로도 당신은 준비가 되었다고 생각합니다. 이 단계는 매우 중요합니다. 왜냐하면 비만과 질병, 나아가 당뇨로부터 당신을 해방시키는 첫걸음이기 때문입니다. 질병과 약물과 병원과 의사로부터 벗어날 수 있고, 그 두려움을 뿌리치고 새 삶을 향해 자신 있게 나아갈 수 있도록 해주는 최고의 방패이기 때문입니다.

제가 12주를 강조하는 이유는, 우리가 '가짜 미각'에서 '진짜 미각'으로 바꾸고 신체의 리듬을 자연의 법칙으로 바로잡는 데는 어느 정도 오랜 시간이 걸리기 때문입니다. 12주 후에는 건강이 완전히 회복되고 매일 놀라운 결과를 보게 될 것입니다. 위와 같이 자연식물식의 장단점을 노트에 적고 의지를 단단하게 붙들어 매십시오.

알코올 중독자나 니코틴 중독자 등 세상의 모든 중독자는 항상 변명합니다. 그들은 항상 자기가 중독에서 벗어나지 못하는 이유를 외부에서 찾습니다. 세상을 변화시킨 위대한 사람들은 원인을 외부에서 찾지 않고 항상 자기 내부에서 찾는 법입니다. 성공한 사람들은 자신의 노력을 자랑하기보다는 '나는 운이 좋았다'며 겸손하게 말하고, 실패한 사람들은 노력하지 않은 자신을 탓하지 않고 '나는 운이 나빴다'며 세상을 탓하는 법입니다. '어느 분야에서든 성공한 사람들은 길고 시루한 인생을 사시고 있나'라는 말도 있습니다.

많은 사람들은 다음과 같이 변명합니다. "지금 너무 힘든 시기예요.", "직장 때문에 여행을 가야 했어요.", "결혼식에 초대받았어요.", "아들이 차를 박살 냈어요.", "직장에서 문제가 있어요." 등등은 흔한 변명입니다. 진정으로 가치를 지닌 일들은 어느 정도의 노력을 필요로 합니다. 시도하지 않는 것이 실패의 공식입니다. 적당함은 실패를 의미합니다. 실천하지 않는 것은 지식이 아닙니다. 이것이 성공한 사람들이 위대한 결과를 얻기 위해 사용하는 첫 번째 공식입니다.

2단계: **계획서 작성**

어떤 사업의 규모와 관계없이 사업 계획서를 작성하는 것은 매우 중요합니다. 사업 계획서는 출발점과 도착점을 안내해 주는 지도와 같습니다. 저는 계획서가 성공에 필수적이라고 생각합니다. 우선 주간 계획을 세우는 것부터 시작해 봅시다.

먼저 계획의 내용을 메모지에 간단히 적은 다음 노트에 구체적으로 적어 보세요. 계획서에는 식료품 쇼핑 날짜, 쇼핑 장소와 품목, 요리할 날짜, 요리할 내용, 요리하지 않는 날을 위해 어떤 음식을 냉장고에 보관할지 등이 포함되어야 합니다. 또한 운동할 요일과 그 요일에 어떤 운동을 할지도 포함해야 합니다. 이 모든 세부 사항은 주간 계획표에 적어야 합니다. 계획이 정확할수록 더 쉽게 실행할 수 있습니다. 이 단계는 직장 · 식단 · 운동, 그리고 삶의 다른 세부 사항들 사이의 중요한 균형을 맞추는 데 필수적입니다. 이 계획서는 아무리 바빠도 자연식물식을 쉽게 이용할 수 있도록 해줄 것입니다.

주말을 이용해 한꺼번에 장을 보고, 주중에 먹을 요리를 주말에 미리 해놓는 것도 하나의 방법입니다. 야채수프, 샐러드드레싱, 나물 등을 넉넉히 만들어 둡니다. 그러면 주중에 요리할 시간을 절약할 수 있습니다. 주말이 아니라도, 예를 들어 헬스장에 가지 않는 날 저녁에 준비하는 것도 좋습니다. 때로는 냉동 채소나 통조림 콩을 사용하여 간단히 요리하면, 요리 대신 운동을 할 시간을 벌 수도 있습니다. 계획서를 만들 때는 어떤 레시피를 만들고, 어떤 식재료를 사야 할지 구체적으로 적으시기 바랍니다.

이제 일주일 식단 계획서가 완성되었습니다. 계획서를 주간 캘린더 형태로 작성하면, 장보기·요리·운동 등을 언제 하는지 확인할 수 있습니다. 모든 성공에는 계획서가 필수적입니다. 항상 요리할 필요는 없지만, 계획서는 반드시 만들어야 합니다.

3단계: 진행 상황 체크

다음으로, 노트에 복용 중인 약물·체중·혈압·혈당·검사 결과 등을 기록하는 도표를 만드세요. 최소 일주일에 두 번 정도 목표 체중이나 당수치가 얼마나 남았는지 기록하세요. 또한 운동 시간과 운동 강도를 기록하는 것도 중요합니다. 이처럼 진행 상황을 체크하는 것은, 본인의 치료 속도를 확인할 수 있고 약물 복용을 줄이는 데도 큰 도움이 될 것입니다.

각종 연구에 따르면, 섭취하는 모든 것을 기록하는 다이어트 일기를 쓰는 것이 다이어트 유지에 큰 도움이 된다는 사실이 밝혀졌습니다. 모든 사람에게 필요한 것은 아니지만, 통계와 세부 정보를 매일 매일 확인하는 것은 중요합니다. 진행 상황을 체크하는 것은 강력한 동기 부여가 될 수 있습니다. 데이터 숫자가 모든 것을 증명하기 때문입니다.

4단계: 남에게 공개하기

이제 당신의 결심을 공개적으로 밝히십시오. 최소 5명 이상에게 당신의 식단과 건강에 근본적인 변화를 주고 있다는 것을 알리세요. 왜 이런 결심을 하는지, 그리고 무엇을 이루고 싶은지 이야기하세요. 당신의 결심을 공개적으로 밝히면 옛날(음식 중독 속에 살던)로 돌아가기가 어려워집니다. 다른 사람들에게 당신의 결심을 말하면 결심이 마음속에 더 깊이 자리 잡게 되고, 예전처럼 먹고 싶은 유혹을 떨쳐내기가 더 쉬워집니다.

이제 당신은 당신의 삶과 건강을 스스로 통제할 수 있습니다. 당신의 건강은 의사·친구·가족의 몫이 아닙니다. 당신은 다른 모든 사람이 하는 대로 행동하다가 비만과 질병이라는 곤경에 처했습니다. 이제 당신의 몫입니다. 이 책의 끝부분까지 읽으신 당신은, 비만과 질병을 치료하는 방법을 다른 사람들보다 더 많이 알게 되었습니다. 건강을 되찾기 위해 필요한 모든 것을 해야 합니다. 수천 명의 사람들이 성공했고, 당신도 성공할 수 있습니다. 이제 당신은 고통스러운 과거로 돌아갈 필요가 없습니다.

5단계: **주방의 쓰레기 버리기**

금반지를 찾으려면 쓰레기부터 치워야 합니다. 당신은 돋보기로 쓰레기 더미에서 금반지를 찾으려고 하루 종일 헤맬 필요가 없습니다. 하나씩 하나씩 쓰레기를 치우는 것부터 시작해야 합니다. 무엇을 버린다는 것은 어느 정도 마음의 상처를 수반하게 됩니다. 그러나 그런 과정(아까워서 입는 마음의 상처) 없이 성공을 이루는 사람은 지구상에 없습니다.

앞에서 말씀드린 대로 중요한 것은 '좋은 음식을 더 먹는 것이 아니라, 나쁜 음식을 먹지 않는 것'입니다. 건강에 해로운 음식을 집에서 모두 치우는 것부터 시작하십시오. 당뇨병에 좋지 않은 공장음식과 육류를 모두 버린 다음, 냉장고와 찬장에 자연식물식 재료로 채우십시오. 자연식물식을 할 수 없는 사람들과 함께 살고 있다면, 음식을 보관하는 공간을 분리하십시오. 건강에 해로운 음식을 다른 냉장고에 보관하거나, 여의치 않으면 냉장고의 별도 공간을 사용하십시오. 해당 구역에 당신의 이름을 적은 다음 '만지지 마세요'라고 적힌 큰 라벨을 붙여도 좋습니다.

신선한 과일과 냉동 채소를 충분히 비축하십시오. 다양한 종류의 말린 콩과 통조림 콩도 구입하시기 바랍니다. 무염(소금이 없는)

이라고 적힌 것들을 찾으면 좋습니다. 유기농 식품점이나 건강식품
점에서 구할 수 있습니다. 주방이 건강해야 몸이 건강한 법입니다.
건강을 위해 필요한 모든 것을 비축해 두고, 언제든 먹을 수 있도록
준비하는 것이 중요합니다. 소매를 걷어붙이고 바로 실천에 옮기십
시오.

6단계: 운동 처방

당뇨병이 있다면 운동이 최선의 선택이라는 사실은 아무리 강
조해도 지나치지 않습니다. 병원과 의사와 약물을 버리면, 남는 것은
오직 음식과 운동뿐입니다.

저는 당뇨병을 처음 앓는 환자들에게 항상 이렇게 묻습니다. "일
주일에 약 먹는 걸 몇 번이나 까먹으시나요?" 그러면 대부분 "절대
안 잊어요."라고 대답합니다. 그러면 저는 "왜 절대 안 잊으시나요?"
라고 묻습니다. 그들은 대부분 저를 '미친 사람 아니냐'는 듯이 쳐다
봅니다. 그러면 저는 "매일 약을 먹는 것과 매일 운동하는 것 중 어느
것이 더 중요하다고 생각하시나요?"라고 묻습니다.

단연코 말하건대 당뇨 치료의 우선순위 1번은 음식이고 2번은
운동입니다. 약물은 당장 편하지만 장기적으로 몸을 불편하게 하는
도구이고, 운동은 당장 귀찮지만 장기적으로 몸을 편하게 하는 도구
입니다. 저는 항상 환자들에게 '처방약은 잊으시고 운동은 잊지 말

라'고 말씀드립니다. 당뇨병을 앓고 있는 많은 사람들은 약물이 구원이라고 믿는 것이 현실입니다. 그러나 실제로 약물에 의존하는 행위는 구원이 아닌 몰락을 초래할 수 있다고 거듭 강조합니다. 당뇨병은 잘못된 음식(육류와 공장음식)과 운동 부족이라는 원인으로 만들어지는 질병입니다. 그렇다면 왜 매년 점점 더 많은 사람들이 당뇨에 걸리는 것일까요? 앞서 논의했듯이, 너무 많은 사람들이 건강에 해로운 음식에 중독되어 있기 때문입니다.

병원과 의사와 제약회사는 '당뇨병은 식단이나 운동이 아닌 약물로 안전하게 관리할 수 있다'고 말합니다. 당뇨환자들 또한 그 말을 그대로 믿고 '약이 생명을 구한다'고 철석같이 믿고 있습니다. 그들은 약을 빼먹지 말아야 한다고 생각하지만, 진실은 매일 운동하는 것이 생명을 구하는 진정한 처방입니다. 저는 환자들에게 이 점을 분명히 하고 강조합니다. "이제부터는 약을 빼먹어도 좋으니 운동은 절대 빼먹지 마세요."라고 당부합니다. 운동이 훨씬 더 중요합니다. 당뇨병을 이겨내려면 신체적으로 건강해야 합니다.

실제로 대규모 연구에 따르면, 건강한 당뇨환자는 체중에 따라 조기 사망 위험을 40~60%까지 낮출 수 있습니다. 2008년 유럽 심장학회ESC 학술대회에서 보고된 한 연구에 따르면, 체력이 매우 좋은 당뇨환자는 체력이 낮은 당뇨환자에 비해 연구 후 7년 동안 사망 위험이 65% 감소한 것으로 나타났습니다. 매일 운동을 하고 운동 내성을 키우는 것이 생존율을 높이는 가장 효과적인 방법입니다. 이러한 결과는 어떤 약물과도 비교할 수 없습니다.

　운동을 하지 않는 것은 변명의 여지가 없습니다. 시간도 변명이 될 수 없습니다. 샤워하고, 양치질하고, 화장실에 갈 시간이 있다면 매일 하루에 두 번 10분씩 운동할 수 있습니다. 체력이 좋지 않은 것도 변명이 될 수 없습니다. 휠체어를 사용하는 사람도 운동할 수 있습니다. 운동할 힘이 없다면, 바로 그 힘을 기르기 위해 운동을 시작해야 할 더 큰 이유가 됩니다.

　혈당이 높으면 빨리 낮추세요. 만일 약물이 개발되지 않았다면 혈당을 낮추기 위해 무엇을 하시겠습니까? 음식과 운동 외에 당신은 아무것도 찾아낼 수 없을 것입니다.

당뇨환자를 위한
손쉬운 운동법

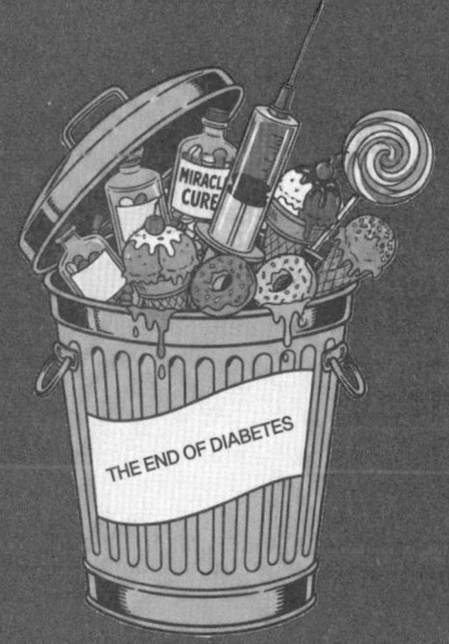

1순위가 음식이고 운동은 2순위입니다.

벽난로에 불을 땔 때 마른 장작(자연식물식)이

1순위라면 송풍기나 부채(운동)는 2순위입니다.

운동은 마른 장작을 빨리 불붙게 하는 도구입니다.

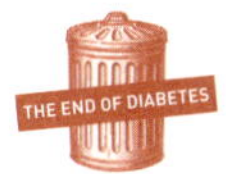

이제 당신은 당뇨병을 완전히 극복하고 단단하고 탄탄한 몸매를 만들기로 결심했습니다. 이제 배고플 때만 먹어야 하고, 다음 식사 때까지, 배가 고프지 않을 정도로 많이 먹어서는 안 된다는 사실도 알게 되었습니다. 제가 당뇨환자를 위해 만든 기본적인 운동 규칙은 진정한 배고픔에 대한 이해와 함께 시작합니다. 일반적으로 하루에 3번 식사한다면, 하루에 3번 운동을 해야 합니다. 하루에 2번 먹는다면 운동도 하루에 2번 해야 합니다. 배고플 때만 음식을 드십시오. 그리고 음식은, 운동을 해서 식욕을 유발한 후에 먹는 것이 좋습니다.

식사와 식사 사이에 운동이나 신체 활동을 통해 칼로리를 소모해야 합니다. 그래야 음식을 통해 충분한 에너지를 얻을 수 있습니다. 진정한 배고픔을 느끼려면 하루에 2~3번 운동하는 것이 필요합니다. 식전 시간이 운동하기 가장 좋은 시간입니다. 요점은 '진짜 배고픔'이 음식을 요구하지 않는 한 절대 먹지 말아야 한다는 것입니다. 그러면 얼마나 더 좋은 음식을 먹을 수 있는지 깨닫게 될 것입니다. 덜 먹고 더 많이 운동하면 정말 배고픈 것이 어떤 것인지 깨닫게 되고, 먹는 즐거움이 더 커진다는 사실을 알게 될 것입니다.

운동을 시작하기에 좋은 방법은 걷기입니다. 궁극적인 목표는 하루 3번, 최대 30분까지 걷는 것입니다. 일부러 시간을 내서 걷기 힘들다면, 저는 하루 3번 10분씩 시작하는 것을 추천합니다. 이렇게 짧은 간격으로 하면 바쁜 생활 속에서도 쉽게 운동할 수 있고, 몇 주 만에 지구력을 빠르게 키울 수 있습니다. 10분이 너무 쉽다면 하루 3번 15분, 이런 식으로 시간을 늘리시기 바랍니다.

어디서나 할 수 있는 쉬운 운동 10가지

1. 빠르게 걷기
2. 음악을 틀고 깡충깡충 뛰는 동작으로 춤을 추기
3. 마치 실제 줄 넘기를 하는 것처럼 제자리에서 맨손으로 줄 넘기 하기
4. 의자에서 50~100회씩 앉았다 일어나기
5. 계단 오르기(한 층 이상)
6. 점핑잭 하기(제자리에서 팔과 다리를 벌렸다 모으는 전신 유산소 운동)

7. 방 안을 원을 그리면서 깡충깡충 뛰기(처음에는 한 발로, 그다음에는 다른 발로, 한 발당 30초씩)

8. 발가락으로 일어나기

9. 제자리에서 조깅하기(컨디션이 좋아지면 무릎을 더 높이 들어 올리면서)

개인의 능력과 필요에 맞게 운동 처방을 수정하면 됩니다. 점프는 걷기보다 더 격렬하므로, 처음이라면 점프나 깡충깡충 뛰기를 1분 만이라도 시작해 보십시오. 또한 각 운동마다 위에서 언급한 다양한 운동 기법을 사용하여 모든 근육을 활용하면 좋습니다. 천천히 시작하되, 무리하지 말고 편안하게 할 수 있는 만큼 하십시오.

몸이 약한 사람일수록 운동 빈도를 늘려야 한다

과체중이거나 컨디션이 좋지 않은 경우, 운동으로 인한 피로와 근육통이 문제가 될 수 있습니다. 목표는 운동 빈도를 점진적으로 높이는 것입니다. 걷고, 계단을 몇 층 올라가고, 더 이상 할 수 없다면 몇 시간 기다렸다가 다시 시도하십시오. 체력이 좋지 않을수록 운동을 많이 하는데 어려움을 겪을 수 있으므로 운동 빈도를 늘려야 합니다. 한 번에 많은 운동을 할 수 없다면, 짧은 시간 동안 규칙적으로 더 자주 운동해야 합니다. 5분 이하의 짧은 운동만 할 수 있다면, 하루에 최소 4번은 같은 운동을 하도록 계획을 세우십시오. 짧게 여러 번 나누어서 운동하는 것이 좋습니다. 시간이 지남에 따라 운동 강도와 시간을 늘릴 수 있습니다. 헬스장에서 한 시간 이상 격렬한 운동을 할 수 있다면, 운동 빈도를 줄일 수 있습니다.

당뇨환자들은 종종 식사량을 크게 줄여도 체중 감량이 어렵다고 호소합니다. 이 문제를 해결하는 방법은 적절한 식단과 다양한 운동, 특히 근력 강화 운동을 병행하는 것입니다. 일반적으로 약물을 계속 복용해서 '당뇨와 친구처럼 지내는 사람들'은 신진대사율이 낮고 무엇을 먹든지 체중 감량에 어려움을 겪으며 근육이 약하고 컨디션이 좋지 않습니다. 웨이트 트레이닝과 같은 근력 운동 통해 근육을 키우면 근육 밀도가 증가하여 더 많은 칼로리를 대사하는 데 도움이 됩니다. 이처럼 근육을 키워서 근육 밀도가 증가하면, 신진대사가 정상화되어 당뇨를 뿌리 뽑는 데 큰 도움이 됩니다.

계단을 오르는 것은 최고의 운동입니다. 매일 가능한 한 많은 계단을 오르고, 총 계단 숫자를 기록하십시오. 하루에 20~30층씩 오르는 것은 목표를 달성하는 효과적인 방법입니다. 모든 당뇨환자는 대부분은 집에 헬스클럽을 공짜로 사용할 수 있는데, 바로 계단입니다. 아파트 계단은 가장 좋은 헬스클럽입니다. 개인주택의 경우 지하실 내려가는 계단과 2층 올라가는 계단을 사용할 수 있습니다. 일부러 돈과 시간을 내서 헬스클럽에 다닐 필요가 없습니다. 저는 환자들에게 아침에 10번, 저녁에 10번씩 두 층을 오르내리라고 합니다. 10분밖에 걸리지 않지만 훌륭한 효과를 보이곤 합니다.

또한 실제 헬스클럽에 가입하여 다양한 신체 부위를 활용하는 장비를 사용하여 최대의 효과를 얻으시길 권장합니다. 운동하는 근육이 많을수록 신진대사 활동이 활발해집니다. 러닝머신과 자전거가 지겨우면 다양하고 새로운 기구로 넘어갈 수 있습니다.

근력 강화 운동도 매일 해야 합니다. 하지만 같은 근육을 이틀 연속으로 운동하지 않도록 운동하는 근육군을 바꿔가며 해야 합니다. 예를 들어 월요일에는 가슴·어깨 등 중간 부위(광배근)를 강화하는 운동을 하십시오. 화요일에는 복근·허리·허벅지를 운동을, 수요일에는 이두근·삼두근·팔뚝 등 위쪽(승모근)과 종아리 운동을, 목요일에는 가슴·어깨 등 중간부터 다시 시작합니다.

물론, 이 운동은 걷기·달리기·점프·등산·계단 오르기·수영·테니스, 라켓볼·자전거 타기 등과 병행하여, 같은 근육군을 이틀 연속으로 과도하게 사용하지 않도록 해야 합니다. 예를 들어, 허벅지 강화 운동을 한 다음 날은 계단 오르기나 자전거 타기를 피하십시오. 그러나 걷기·런닝머신 걷기·조깅·수영·연속 댄스·노잉머신 운동은 근력 운동과 함께 매일 할 수 있습니다. 이러한 운동은 허벅지에 과도한 통증을 유발하지 않기 때문입니다. 이상적으로 저는 당뇨환자에게 매일 아침 최소 1.6km(1마일)를 걷고, 점심 전에 10분 정도 운동하고, 늦은 오후나 이른 저녁에 저녁 식사 전에 점프와 근력 운동을 병행하여 고강도 운동을 하라고 권장합니다.

또한 낮에 앉아 있는 시간을 최소화하는 것도 도움이 됩니다. 책상에서 일한다면, 서서 일하기에 편리한 높이의 작업대가 있는 탁자를 구입하는 것을 고려해 보십시오. 또는 노트북이나 서류를 높은 곳에 두고 서서 일할 수도 있습니다. 요즘에는 서서 일할 수 있도록 높이 조절이 가능한 컴퓨터 스탠드를 구입할 수 있습니다. 전화 통화를 할 때는 일어서서 걸으면서 이야기하십시오. 하루 종일 앉아 있으면 '펄먼 박사의 자연식물식'의 효과를 최대한으로 끌어올리기 가 어려워집니다. 규칙적으로 운동을 하더라도 하루 종일 앉아 있는 것은 건강에 해롭습니다. 서서 일하다가 잠시 앉아 있다가 다시 서서 일하면, 더욱 민첩하고 효율적으로 일할 수 있을 뿐만 아니라 신체를 더욱 건강하게 훈련할 수 있습니다.

음식은 장작이고 운동은 부채 바람이다

대부분의 당뇨환자는 '운동이 당뇨 치료에 반드시 필요한가요?'라고 묻곤 합니다. 운동은 당뇨 치료에 매우 중요하지만, 운동을 못한다고 해서 절대 절망하지 마시기 바랍니다. 앞에서 말씀드렸듯이 1순위가 음식이고 운동은 2순위입니다. 벽난로에 불을 땔 때 마른 장작(자연식물식)이 1순위라면 송풍기나 부채(운동)는 2순위입니다. 운동은 마른 장작을 빨리 불붙게 하는 도구입니다. 운동 없이도 장작이 잘 마르기만 하면 그것만으로도 큰 효과를 낸다는 말입니다.

운동을 할 수 없는 사람들은 더 엄격한 식단이 필요할 뿐입니다. 어떤 사람들은 건강상의 이유로 운동을 많이 할 수 없습니다. 그러나 운동 처방은 자신의 능력에 맞게 정할 수 있습니다. 거의 모든 사람이 무언가를 할 수 있습니다. 심지어 걷지 못하는 사람도 팔·복부 등의 운동을 할 수 있습니다. 경쾌한 음악을 들으며 리듬에 맞춰 위아래로 몸을 흔들며 노래를 부를 수도 있습니다. 장작을 잘 타게 하는 부채는 당신 주위에 널려 있다는 점을 기억하십시오.

운동은 체중 감량을 촉진하고 건강을 증진시켜 줍니다. 격렬한 운동은 장수에 강력한 효과를 발휘합니다. '펄먼 박사의 자연식물식'을 잘 따르고 자신을 잘 돌볼 의지만 있다면 운동할 의욕을 찾을 수 있을 것입니다. 부상을 당하지 않도록 천천히 시작해서 점차 운농량을 늘리시면 그것으로 충분합니다.

"무재미가 진재미여"

20여 년 전 오지마을을 찾아다닌 적이 있었습니다. 배낭에 작은 텐트를 넣고, 사람들 살지 않는 오지마을을 떠돌다가, 눈 쌓인 강원도 산골의 작은 암자를 발견했습니다. 월정사에 속해 있는 그 암자에는 스님 혼자 살고 계셨는데 겨울에 혼자 수행하는 동안거冬安居 중이셨습니다. 때마침 점심이 되어 부엌에서 양철 밥상에 된장국을 내오셨습니다. 이 얘기 저 얘기 나누다가 동안거하는 겨울 내내 된장국만 드신다는 말을 듣고 '산중에서 매일 이렇게 드시고 심심하지 않으시냐'라는 제 물음에, 한참을 생각하신 스님께서 부지깽이로 눈 위에 이렇게 쓰셨습니다. "무無재미가 진眞재미여~"

TV를 틀면 온갖 음식을 소개하는 프로그램으로 머리가 어지럽습니다. '따뜻한 밥과 국'이면 차고도 넘치는 것을, 요리사들은 난생 처음 보는 음식을 만드느라 무슨 전투에 참전한 용사처럼 '무찌르자 공산당'을 소리 높이 외치며 혼을 빼놓곤 합니다. 이것도 먹어봐라, 저것도 먹어봐라, 이것은 이태리 음식이요 저것은 스페인 스타일이다, 당신은 아직도 안 먹어보았느냐…. 외국 생활을 오래 하면서 세상의 온갖 음식을 섭렵해 본 저로서는 '요상한 음식'을 순례하는 일이 참으로 헛되다는 생각에 이르게 됩니다.

이제 당신 차례입니다. 형형색색의 음식을 먹기 위해 승차감이 아닌 '하차감'을 위해 마련된 차를 몰아 식당에 줄을 서고, 인스타와 유튜브에 올리려고 총천연색의 사진을 찍습니다. SNS에 올린 사람은 승자가 되고 못 먹어본 사람은 패자가 되어 우울합니다. 친구들은 '아직도 못 먹어봤느냐'라며 웃음을 삼킵니다. '비교하지 않으면 불행할 이유가 없다'라는 명제를 실천하며 살아온 저로서는 쓸쓸한 일이 아닐 수 없습니다.

진실한 사람이 진실한 사람을 알아차리고, 진실한 음식을 찾아내는 능력은 오직 고독 속에서 발견될 수 있다는 것이 제 신념입니다. 누가 좋은 사람인지 알아보기 전에 먼저 자신이 좋은 사람이 되어야 합니다. 그리고 그 진실은 오직 동안거하시던 스님처럼 고독 속에서만 발견될 수 있습니다. 사람들에게 휘둘리면 진실을 찾기가 힘들어지고 쉽게 불행해집니다.

어머니는 여행에서 돌아오면 항상 '집 나가면 사기꾼 천지여~'라고 말씀하곤 하셨습니다. 상업자본주의 실체를 본능적으로 깨닫고

사는 분이셨습니다. 욕심을 절제하고 사셔서 누구에게도 사기를 당한 적이 없으셨습니다. 휘둘리며 사는 사람은 사기당하기도 아주 쉽습니다. 그러니 누가 사기꾼인지 알아보기 전에 내가 먼저 진실한 사람이 되어야 한다는 것이 제 생각입니다. 마음속에 그런 허황한 생각이 없는 사람은 사기당할 일도 없습니다.

음식도 마찬가지입니다. 사기꾼의 감언이설이 그렇듯이, 입에서 달콤하게 녹거나 눈이 휘둥그레지는 음식은 대부분 가짜 음식입니다. 유혹하는 음식을 먹고 유혹하는 병원에 간 다음, 유혹하는 병원의 부속 시설인 장례식장으로 줄지어 향하는 시스템의 희생양이 될 수밖에 없습니다. 자연에서 나온 음식은 약간 거칠지만, 천천히 몸과 영혼에 스며들고 뒷맛이 좋다는 공통점이 있습니다. 진실한 사람 또한 기억 뒤편에서 영화 '건축학개론'의 첫사랑처럼 오랫동안 남아 있는 법입니다.

출판사를 시작하던 초기에 도시락을 싸서 다니던 기억이 있습니다. 반찬도 없이, 아무것도 넣지 않은 거친 현미밥에 소금만 뿌려 텅 빈 사무실에서 소가 풀을 뜯듯이 천천히 먹었습니다. 몇 달을 그렇게 먹자 눈이 맑아지고 몸도 가벼워졌습니다. '음식이 영혼을 바꾼다'라는 격언을 체험한 첫 경험이었습니다. 뱃살이 빠져 혁대에 구멍을 몇 번이나 뚫던 기억이 새롭습니다. 지금은 음식에서 조금 자유스러워졌지만, 그때 몸과 영혼이 맑아지던 기억이 생생합니다. 돌이켜보면 조금 고독했지만 반드시 거쳐야 할 과정이었습니다.

어릴 적 삐쩍 마른 데다가 항상 골골대는 저를 위해 어머니는 철마다 보약을 지어주셨습니다. 그 쓰디쓴 약을 먹지 않으려고 새벽에 일어나 도망쳐, 어둠 속 초등학교 텅 빈 운동장을 혼자 배회하기도 했습니다. 당연히 동네 병원의 'VIP 환자'로서 원장 선생님의 기쁨(?)이 되어주기도 했습니다. 어린 저로서는 부모님의 강요(?)와 엄청난 의료 시스템에 저항할 힘이 없었습니다. 그러나 어느 날부터 스스로 생각하는 힘을 길렀고 이 책의 저자 펄먼 박사님이 주장하시는 채식(자연식물식)을 실천하게 되었습니다. 그 이후로는 약물도 주사도 병원도 검진도 영원히 이별하게 되었습니다. 코로나도 당뇨도 비만도 암도 없이, 30여 년을 안빈낙도에다가 무사태평(?)이라는 베개를 베고 유유자적 잘살게 되었습니다.

누군가 제게 인생에서 가장 큰 전환점이 무엇이었느냐고 묻는다면, 저는 1초의 망설임도 없이 채식(자연식물식)을 하게 된 것이라고 자신 있게 말할 수 있습니다. 전과 후가 너무도 극명하게 바뀌었기 때문입니다. 세상의 것들을 찾지 않고 진실을 깨닫게 되어 몸과 마음의 평화를 얻었기 때문입니다.

저 또한 세속에 사는 인간인지라 가끔 '눈이 휘둥그레지는' 음식 찾아 기웃거리기도 하는 평범한 1인입니다. 그렇게 제가 세상에 흔들릴 때마다, 스님께서 고독 속에 살면서 눈 위에 쓰신 '무재미가 진재미'라는 글귀가 겨울바람 속 회초리처럼 저를 때리곤 합니다.

— 사이몬북스 대표 강신원

| 참고문헌 |

서문

1. Dunaief D, Fuhrman J, Dunaief J, Ying G. Glycemic and cardiovascular parameters improved in type 2 diabetes with the high nutrient density (HND) diet. Open Journal of Preventive Medicine 2012; 2: 364-71. doi: 10.4236/ojpm.2012.23053.

1장

1. Larsson SC, Orsini N, Wolk A. Diabetes mellitus and risk of colorectal cancer: a meta -analysis. J Natl Cancer Inst 2005; 97(22): 1679-87.

2. Akbaraly TN, Kivimaki M, Brunner EJ, et al. Association between metabolic syndrome and depressive symptoms in middle-aged adults. Diabetes Care 2009; 32(3): 499-504. Harish K, Dharmalingam M, Himanshu M. Study protocol: insulin and its role in cancer. BMC Endocr Disord 2007; 7: 10.

3. Laitinen JH, Ahola IE, Sarkkinen ES, et al. Impact of intensified dietary therapy on energy and nutrient intakes and fatty acid composition of serum lipids in patients with recently diagnosed noninsulin-dependent diabetes mellitus. J Am Diet Assoc 1993; 93: 276-83. Eilat-Adar S, Xu J, Zephier E, et al. Adherence to dietary recommendations for saturated fat, fiber, and sodium is low in American Indians and other U.S. adults with diabetes. J Nutr 2008; 138(9): 1699-704.

2장

1. Monash University. Critical link between obesity and diabetes discovered. Science Daily 9 July 2009. 16 August 2009 releases/2009/07/090708090917. htm. http://www.sciencedaily.com/

2. Yang Q, Graham TE, Mody N, et al. Serum retinol binding protein 4 contributes to insulin resistance in obesity and type 2 diabetes. Nature 2005;36(7049): 356-62.

3. Riserus U, Willett WC, Hu FB. Dietary fats and prevention of type 2 diabetes. Prog Lipid Res 2009; 48(1): 44-51.

4. Williamson DF, Thompson TJ, Thun M, et al. Intentional weight loss and mortality among overweight individuals with diabetes. Diabetes Care 2000; 23(10): 1499-1504.

5. Carter P, Gray LJ, Troughton J, et al. Fruit and vegetable intake and incidence of type 2 diabetes mellitus: systematic review and meta-analysis. BMJ 2010; 341: c4229.

6. Ruige JB, Mertens I, Considine RV, et al. Opposite effects of insulin-like molecules and leptin in coronary heart disease of type 2 diabetes preliminary data. IntJ Cardiol 2006 Jul 28; 111(1): 19-25.

7. Zoler ML. Insulin may boost cardiovascular risk in type II diabetes patients. Family Practice News May 15, 2001: 6. Cao W, Ning J, Yang X, Liu Z. Excess exposure to insulin is the primary cause of insulin resistance and its associated atherosclerosis. Curr Mol Pharmacol 2011 Nov; 4(3): 154-66.

8. Harish K, Dharmalingam M, Himanshu M. Study protocol: insulin and its role in cancer. BMC Endocr Disord 2007; 7: 10. Bowker SL, Majumdar SR, Veugelers P, Johnson JA. Increased cancer-related mortality for patients with type 2 diabetes who use sulfonylureas or insulin. Diabetes Care 2006; 29(2): 254-8.

9. Tzoulaki I, Molokhia M, Curcin V ; et al. Risk of cardiovascular disease and all cause mortality among patients with type 2 diabetes prescribed oral antidiabetes drugs: retrospective cohort study using UK general practice research database. BMJ 2009; 339: b4731.

10. Jancin B. Sulphonylureas may cause increased mortality risk. Family Practice News Aug 2012; 34.

11. Schauer PR, Burguera B, Ikramuddin S, et al. Effect of laparoscopic Roux-en Y gastric bypass on type 2 diabetes mellitus. Ann Surg 2003; 238(4): 467-84; discussion 84-85.

12. Harder H, Dinesen B, Astrup A. The effect of a rapid weight loss on lipid profile and glycemic control in obese type 2 diabetic patients. Int J Obes Relat Metab Disord 2004; 28(1): 180-2.

3장

1. Kanauchi M, Tsujimoto N, Hashimoto T, et al. Advanced glycation end products in non-diabetic patients with coronary artery disease. Diabetes Care 2001; 24(9): 1620-3. Krajcovicova-Kudlackova M, Sebekova K, Schinzel R, et al. Advanced glycation end products and nutrition. Physiol Res 2002; 51: 313-6.

2. Grundy SM, Cleeman JI, Merz CN, Brewer HB Jr, Clark LT, Hunninghake DB, et al. Implications of recent clinical trials for the National Cholesterol Education Program Adult Treatment Panel III guidelines. Circulation 2004; 110: 227-39. American Dietetic Association. Hyperlipidemia Medical Nutrition Therapy Protocol. Chicago: American Dietetic Association, 2001. U.S. Preventive Services Task Force. Behavioral counseling in primary care to promote a healthy diet: recommendations and rationale. Am J Prev Med 2003;24: 93-100.

3. Atkinson FS, Foster-Powell K, Brand-Miller JC. International tables of glycemic index and glycemic load values: 2008. Diabetes Care 2008 Dec; 31(12): 2281-3.

4. Raben A. Should obese patients be counseled to follow a low-glycaemic index diet? No. Obes Rev 2002 Nov; 3(4): 245-56.

5. Raatz SK, Torkelson CJ, Redmon JB, et al. Reduced glycemic index and glycemic load diets do not increase the effects of energy restriction on weight loss and insulin sensitivity in obese men and women. J Nutr 2005 Oct; 135(10): 2387-91.

4장

1. Vives-Bauza C, Anand M, Shirazi AK, et al. The age lipid A2E and mitochondrial dysfunction synergistically impair phagocytosis by retinal pigment epithelial cells.

2. Patel, C, Husam G, Shreyas R, et al. Prolonged reactive oxygen species generation and nuclear factor-B activation after a high-fat, high-carbohydrate

meal in the obese. J Clin Endocrinology & Metabolism 2007; 92(11): 4476-9.

3. Peairs AT, Rankin JW. Inflammatory response to a high-fat, low-carbohydrate weight loss diet: effect of antioxidants. Obesity 2008; 16(7): 15 73-8. 266 Notes

4. Scanlan N. Compromised hepatic detoxification in companion animals and its correction via nutritional supplementation and modified fasting. Altern Med Rev 2001; 6 Suppl: S24-37.

5. Levi F, Schibler U. Circadian rhythms: mechanisms and therapeutic implications.
Annu Rev Pharmacol Toxicol 2007; 47: 593-628.

6. Patel C, Husam G, Shreyas R, et al. Prolonged reactive oxygen species generation and nuclear factor-b activation after a high-fat, high-carbohydrate meal in the obese. J Clin Endocrinology & Metabolism 2007; 92(11): 4476-9.

7. Peairs AT, Rankin JW. Inflammatory response to a high-fat, low-carbohydrate weight loss diet: effect of antioxidants. Obesity 2008; 16(7): 15 73-8.

8. Fuhrman J, Sarter B, Glaser D, Acocella S. Changing perceptions of hunger on a high nutrient density diet. Nutrition Journal 2010; 9:51.

5장

1. Best TH, Franz DN, Gilbert DL, et al. Cardiac complications in pediatric patients on the ketogenic diet. Neurology 2000; 54(12): 2328-30.

2. Best TH, Franz DN, Gilbert DL, et al. Cardiac complications in pediatric patients on the ketogenic diet. Neurology 2000; 54(12): 2328-30.

3. Stevens A, Robinson DP, Turpin J, et al. Sudden cardiac death of an adolescent during (Atkins) dieting. Southern Medical Journal 2002; 95: 1047.

4. Newgard CB, An J, Bain JR, et al. A branched-chain amino acid-related metabolic signature that differentiates obese and lean humans and contributes to insulin resistance. Cell Metabolism 2009; 9(4): 311-26.

5. Sluijs I, Beulens JWJ, Van Der A DL, et al. Dietary intake of total animal and vegetable protein and risk of type 2 diabetes in the European prospective investigation into cancer and nutrition (EPIC)-NL study. Diabetes Care 2010; 33: 43-48.

6. Tonstad S, Butler T, Yan R, Fraser GE. Type of vegetarian diet, body weight, and prevalence of type 2 diabetes. Diabetes Care 2009; 32: 791-6.

7. Jenkins DJ, Kendall CW, Popovich DG, et al. Effect of a very-high-fiber vegetable, fruit, and nut diet on serum lipids and colonic function. Metabolism 2001 Apr; 50(4): 494-503.

8. Fleming RM. The effect of high-protein diets on coronary blood flow. Angiology 2000; 51(10): 817-26.

9. Lagiou P, Sandin S, Lof M, et al., Low carbohydrate-high protein diet and incidence of cardiovascular diseases in Swedish women: prospective cohort study. BMJ 2012; 344: e406.

10. Knight EL, Stampfer, MJ, Hankinson SE, et al. The impact of protein on renal function decline in women with normal renal function or mild renal insufficiency. Ann Int Med 2003; 138: 460-7. Notes 267

11. Atkins diet raises concerns. Cortland Forum 2004 (April): 22.

12. American Kidney Fund press release, April 25, 2002, fund.org/AboutAKF/ newsroom-020425.htm. http://www.kidney

13. Kaushik M, Mozaffarian D, Spiegelman D, et al. Long-chain omega-3 fatty acids, fish intake, and the risk of type 2 diabetes mellitus. Am J Clin Nutr 2009; 90: 613-20.

14. Qi L, Van Dam RN, Rexrodek, Hu FB. Heme iron from diet as a risk factor for coronary heart disease in woman with type 2 diabetes. Diabetes Care 2007; 30(1): 101-6.

15. Hu FB. Associations of dietary protein with disease and mortality in a prospective study of postmenopausal women. Am J Epidemiol 2005; 161(3): 239-49. Kelemen LE, Kushi LH, Jacobs DR, Cerhan JR. Plant-based foods and prevention of cardiovascular disease: an overview. Am J Clin Nutr 2003; 78(3 Suppl): 544S-551S.

16. Lutsey PL, Steffen LM, Stevens J. Dietary intake and the development of the metabolic syndrome, the atherosclerosis risk in communities study. Circulation 2008; 117: 754-61.

17. Gardner CD, Coulston A, Chatterjee L, et al. The effect of a plant-based diet on plasma lipids in hypercholesterolemic adults: a randomized trial. Ann

Intern Med 2005; 142(9): 725-33. Tucker KL, Hallfrisch J, Qiao N, et al. The combination of high fruit and vegetable and low saturated fat intakes is more protective against mortality in aging men than is either alone: the Baltimore Longitudinal Study of Aging. J Nutr 2005; 135(3): 556-61. Campbell TC, Parpia B, Chen J. Diet, lifestyle, and the etiology of coronary artery disease: the Cornell China study. Am J Cardiol 1998 Nov 26; 82(10B): 18T-21T.

18. Diousse L, Gaziano JM, Buring JC, et al. Egg consumption and risk of type 2 diabetes in men and women. Diabetes Care 2008; 10: 2337/1271.

19. Netteton JA, Steffen LM, Loehr LF, et al. Incident heart failure is associated with lower whole-grain intake and greater high fat dairy and egg intake in the atheroscerosis risk in communities (ARIC) study. J Am Dietetic Assoc 2008; 108(11): 1881-7.

20. Hu FB, Stampfer MJ, Rimm EB, et al. A prospective study of egg consumption and risk of cardiovascular disease in men and women. JAMA 1999; 281: 1387-94.

21. Trichopoulou A, Psaltopoulou T, Orfanos P, et al. Diet and physical activity in relation to overall mortality amongst adult diabetics in a general population cohort. J Intern Med 2006; 259: 583-91.

22. Spence JD, Eliasziw M, DiCicco M, et al. Carotid plaque area: a tool for targeting and evaluating vascular preventive therapy. Stroke 2002; 33: 2916-22.

23. Djousse L, Gaziano JM, Buring JE, et al. Egg consumption and risk of type 2 diabetes in men and women. Diabetes Care 2009; 32: 295-300. Richman EL, 268 Notes Kenfield SA, Stampfer MJ, et al. Egg, red meat, and poultry

intake and risk of lethal prostate cancer in the prostate-specific antigen-era: incidence and survival. Cancer Prev Res (Phila) 2011; 4: 2110-21.

24. Helman AD, Darnton-Hill I, Craig WJ, et al. Iron status of vegetarians. Am J Clin Nutr 1994; 59 (suppl 5): 1203S-1212S.

25. Rose W. The amino acid requirements of adult man. Nutritional Abstracts and Reviews 1957; 27: 631.

26. Hardage M. Nutritional studies of vegetarians. Journal of the American Dietetic Association 1966; 48: 25.

27. Bartke A. Minireview: role of the growth hormone/insulin-like growth factor system in mammalian aging. Endocrinology 2005; 146(9): 3 718-23.

28. Laron Z. The GH-IGF1 axis and longevity: the paradigm of IGF1 deficiency. Hormones (Athens) 2008; 7(1): 24-27. Berryman DE, et al. Role of the GH/ IGF-1 axis in lifespan and healthspan: lessons from animal models. Growth Horm IGF Res 2008; 18(6): 455-71. Van Bunderen CC, et al. The association of serum insulin-like growth factor-i with mortality, cardiovascular disease, and cancer in the elderly: a population-based study. J Clin Endocrinol Metab 2010.

29. Kraemer WJ, Ratamess NA. Hormonal responses and adaptations to resistance exercise and training. Sports Med 2005; 35(4): 339-61. Allen NE, et al. Lifestyle determinants of serum insulin-like growth-factor-I (IGF-I), C-peptide and hormone binding protein levels in British women. Cancer Causes Control 2003; 14(1): 65-74.

30. Gualberto A, Pollak M. Emerging role of insulin-like growth factor receptor inhibitors in oncology: early clinical trial results and future directions. Oncogene 2009; 28(34): 3009-21.

31. Salvioli S, et al. Why do centenarians escape or postpone cancer? the role of IGF-1, inflammation and p5 3. Cancer Immunol Immunother 2009; 5 8(12): 1909-17. Chitnis MM, et al. The type 1 insulin-like growth factor receptor pathway. Clin Cancer Res 2008; 14(20): 6364-70.

32. Rinaldi S, et al. IGF-I, IGFBP-3 and breast cancer risk in women: the European prospective investigation into cancer and nutrition (EPIC). Endocr Relat Cancer 2006; 13(2): 593-605.

33. Hankinson SE, et al. Circulating concentrations of insulin-like growth factor-I and risk of breast cancer. Lancet 1998; 351(9113): 1393-6.

34. Lann D, LeRoith D. The role of endocrine insulin-like growth factor-I and insulin in breast cancer. J Mammary Gland Biol Neoplasia 2008; 13(4): 371-9. Allen NE, et al. A prospective study of serum insulin-like growth factor-I (IGF-I), IGF-II, IGF-binding protein-3 and breast cancer risk. Br J Cancer 2005; 92(7): 1283-7. Fletcher O, et al. Polymorphisms and circulating levels in the insulinlike growth factor system and risk of breast cancer: a systematic review. Cancer Epidemiol Biomarkers Prev 2005; 14(1): 2-19. Renehan AG, et al. Insulin-like Notes 269 growth factor (IGF)-I, IGF binding protein-3, and cancer risk: systematic review and meta-regression analysis. Lancet 2004; 363(9418): 1346-53. Shi R, et al. IGF-I and breast cancer: a meta-analysis. Int J Cancer 2004; 111(3): 418-23. Sugumar A, et al. Insulin-like growth factor (IGF)-I and IGF-binding protein 3 and the risk of premenopausal breast cancer: a meta-analysis of literature. Int J Cancer 2004; 111(2): 293-7. Baglietto

L, et al. Circulating insulin-like growth factor-I and binding protein-3 and the risk of breast cancer. Cancer Epidemiol Biomarkers Prev 2007; 16(4): 763-8.

35. Davies M, et al. The insulin-like growth factor system and colorectal cancer: clinical and experimental evidence. Int J Colorectal Dis 2006; 21(3): 201-8. Sandhu MS, Dunger DB, Giovannucci EL. Insulin, insulin-like growth factor-I (IGF-I), IGF binding proteins, their biologic interactions, and colorectal cancer. J Natl Cancer Inst 2002; 94(13): 972-80.

36. Rowlands MA, et al. Circulating insulin-like growth factor peptides and prostate cancer risk: a systematic review and meta-analysis. Int J Cancer 2009; 124(10): 2416-29.

37. Hirano S, et al. Clinical implications of insulin-like growth factors through the presence of their binding proteins and receptors expressed in gynecological cancers. Eur J Gynaecol Oncol 2004; 25(2): 187-91. Menu E, et al. The role of the insulin-like growth factor 1 receptor axis in multiple myeloma. Arch Physiol Biochem 2009; 115(2): 49-5 7. Rikhof B, et al. The insulin-like growth factor system and sarcomas. J Pathol 2009; 217(4): 469-82. Parker AS, et al. High expression levels of insulin-like growth factor-I receptor predict poor survival among women with clear-cell renal cell carcinomas. Hum Pathol 2002; 33(8): 801-5.

38. Giovannucci E, et al. Nutritional predictors of insulin-like growth factor I and their relationships to cancer in men. Cancer Epidemiol Biomarkers Prev 2003; 12(2): 84-9. Thissen JP, Ketelslegers JM, Underwood LE. Nutritional regulation of the insulin-like growth factors. Endocr Rev 1994; 15(1): 80-101.

39. Qin LQ, He K, XuJY. Milk consumption and circulating insulin-like

growth factor-I level: a systematic literature review. Int J Food Sci Nutr 2009; 60 Suppl 7: 330-40.

40. Fontana L, et al. Long-term effects of calorie or protein restriction on serum IGF-1 and IGFBP-3 concentration in humans. Aging Cell 2008; 7(5): 681-7.

41. Kaaks R. Nutrition, insulin, IGF-1 metabolism and cancer risk: a summary of epidemiological evidence. Novartis Found Symp 2004; 262: 247-60; discussion 260-68. McCarty ME Vegan proteins may reduce risk of cancer, obesity, and cardiovascular disease by promoting increased glucagon activity. Med Hypotheses 1999; 53(6): 459-85. Cannata D, et al. Type 2 diabetes and cancer: what is the connection? Mt Sinai J Med 2010; 77(2): 197-213. Venkateswaran V ; et al. Association of diet-induced hyperinsulinemia with accelerated growth of prostate cancer (LNCaP) xenografts. J Natl Cancer Inst 2007; 99(23): 1793-800.

6장

1. Omiea I, Lazcano-Ponce E, Sanchez-Zamorano LM, et al. Carbohydrates and the risk of breast cancer among Mexican women. Cancer Epidemiol Biomarkers Prev 2004; 13: 1283-9.

2. Finley JW, Burrell JB, Reeves PG, et al. Pinto bean consumption changes SCFA profiles in fecal fermentations, bacterial populations of the lower bowel, and lipid profiles in blood of humans. J Nutr 2007; 13 7(11): 2391-8.

3. Robertson MD, Currie JM, Morgan LM, et al. Prior short-term consumption of resistant starch enhances postprandial insulin sensitivity in

healthy subjects. Diabetologia 2003; 46(5): 659-65.

4. Higgins JA, Higbee DR, Donahoo WT, et al. Resistant starch consumption promotes lipid oxidation. Nutrition & Metabolism 2004; l:8doi:10.1186/1743-7075-l-8.

5. Carter P, Gray LJ, Troughton J, et al. Fruit and vegetable intake and incidence of type 2 diabetes mellitus: systematic review and meta-analysis. BMJ 2010; 341: c4229.

6. Behall KM, Howe JC. Effect of long-term consumption of amylose vs amylopectin starch on metabolic variables in human subjects. American Journal of Clinical Nutrition 1995; 61: 334-40. Jenkins DJ, Vuksan V, Kendall CW, et al. Physiological effects of resistant starches on fecal bulk, short chain fatty acids, blood lipids and glycemic index. Journal of the American College of Nutrition 1998; 17: 609-16.

7. Lanza E, Hartman TJ, Albert PS, et al. High dry bean intake and reduced risk of advanced colorectal adenoma recurrence among participants in the polyp prevention trial. J Nutr 2006; 136(7): 1896-903.

8. Singh PN, Fraser GE. Dietary risk factors for colon cancer in a low-risk population. Am J Epidem 1988; 148: 761-74. Aune D, De Stefani E, Ronco A, et al. Legume intake and the risk of cancer: a multisite case-control study in Uruguay. Cancer Causes Control 2009; 20(9): 1605-15. Agurs-Collins T, Smoot D, Afful J, et al. Legume intake and reduced colorectal adenoma risk in African- Americans. J Natl Black Nurses Assoc 2006; 17(2): 6-12. Lanza E, Hartman TJ, Albert PS, et al. High dry bean intake and reduced risk of advanced cx)lorectal adenoma recurrence among participants in the polyp

prevention trial. J Nutr 2006; 136(7): 1896-903.

9. Blackberry I, Kouris-Blazos A, Wahlqvist ML, et al. Legumes: the most important dietary predictor of survival in older people of different ethnicities. Asia Pac J Clin Nutr 2004; 13(Suppl): S126.

10. Wu AH, Yu MC, Tseng CC, Pike MC. Epidemiology of soy exposures and breast cancer risk. Br J Cancer 2008; 98(1): 9-14.

11. Bednar GE, Patil AR, Murray SM, Grieshop CM, Merchen NR, Fahey GC Jr. Starch and fiber fractions in selected food and feed ingredients affect their small intestinal digestibility and fermentability and their large bowel fermentability in vitro in a canine model. J Nutr 2001 Feb; 131(2): 276-86. Muir JG, O'Dea K. Validation of an in vitro assay for predicting the amount of starch that escapes digestion in the small intestine of humans. Am J Clin Nutr 1993 Apr; 57(4): 540-6.

12. Sluijs I, et al. Carbohydrate quantity and quality and risk of type 2 diabetes in the European Prospective Investigation into Cancer and Nutrition-Netherlands (EPIC-NL) study. Am J Clin Nutr 2010; 92(4): 905-11. Barclay AW, et al. Glycemic index, glycemic load, and chronic disease risk—a meta-analysis of observational studies. Am J Clin Nutr 2008; 87(3): 627-37. Gnagnarella P, et al. Glycemic index, glycemic load, and cancer risk: a meta-analysis. Am J Clin Nutr 2008; 87(6): 1793-801. Sieri S, et al. Dietary glycemic load and index and risk of coronary heart disease in a large Italian cohort: the EPICOR study. Arch Intern Med 2010; 170(7): 640-7.

13. Buyken AE, Toeller M, Heitkamp G, et al. Glycemic index in the diet of European outpatients with type 1 diabetes: relations to glycated hemoglobin

and serum lipids. Am J Clin Nutr 2001; 73(3): 5 74-81.

14. Halton T, Willett WC, Liu S, et al. Potato and french fry consumption and risk of type 2 diabetes in women. Am J Clin Nutr 2006; 83(2): 284-90.

15. Hodge AM, et al. Dietary patterns and diabetes incidence in the Melbourne collaborative cohort study. Am J Epidemiol 2007; 165(6): 603-10. Van Dam, RM, et al. Dietary patterns and risk for type 2 diabetes mellitus in U.S. men. Ann Intern Med 2002; 136(3): 201-9.

16. Atkinson FS, Foster-Powell K, Brand-Miller JC. International tables of glycemic index and glycemic load values 2008. Diabetes Care 2008 Dec; 31(12): 2281-3. Foster-Powell K, Holt SH, Brand-Miller JC. International table of glycemic index and glycemic load values: 2002. Am J Clin Nutr 2002 Jul; 76(1): 5-56.

7장

1. Hu FB, Willett WC. Optimal diets for prevention of coronary heart disease. JAMA 2002; 288(20): 2569-78. Sabate J. Nut consumption, vegetarian diets, ischemic heart disease risk, and all-cause mortality: evidence from epidemiologic studies. American Journal of Clinical Nutrition, Vol. 70, No. 3, 500S-503S, September 1999.

2. Hu FB, Stampfer MJ. Nut consumption and risk of coronary heart disease: a review of epidemiologic evidence. Curr Atheroscler Rep 1999 Nov; 1(3): 204-209.

3. Mukuddem-Petersen J, Oosthuizen W, Jerling JC. A systematic review of the

effects of nuts on blood lipid profiles in humans. J Nutr 2005; 135(9): 2082-9.

4. Lamarche B, Desroche S, Jenkins DJ, et al. Combined effects of a dietary portfolio of plant sterols, vegetable protein, viscous fiber and almonds on LDL particle size. Br J Nutr 2004; 92(4): 654-63. 272 Notes

5. Cerda B, Tomas-Barberan FA, Espin JC. Metabolism of antioxidant and chemopreventive ellagitannins from strawberries, raspberries, walnuts, and oakaged wine in humans: identification of biomarkers and individual variability. J Agric Food Chern 2005; 53(2): 227-35.

6. Ros E, Naatez I, Parez-Heras A, et al. A walnut diet improves endothelial function in hypercholesterolemic subjects: a randomized crossover trial. Circulation 2004; 109(13): 1609-14.

7. Ellsworth JL, Kushi LH, Folsom AR. Frequent nut intake and risk of death from coronary heart disease and all causes in postmenopausal women: the Iowa Women's Health Study. Nutr Metab Cardiovasc Dis 2001 Dec; 11(6): 372-7. Li TY, Brennan AM, Wedick NM, et al. Regular consumption of nuts is associated with a lower risk of cardiovascular disease in women with type 2 diabetes. J Nutr 2009; 139(7): 1333-8.

8. Albert CM, Gaziano JM, Willett WC, Manson JE. Nut consumption and decreased risk of sudden cardiac death in the Physicians' Health Study. Arch Intern Med 2002 Jun 24; 162(12): 1382-7. Fraser GE, Sabate J, Beeson WL, Strahan TM. A possible protective effect of nut consumption on risk of coronary heart disease. The Adventist Health Study. Arch Intern Med 1992 Jul; 152(7): 1416-24. Hu FB, Stampfer MJ, Manson JE, et al. Frequent nut consumption and risk of coronary heart disease in women: prospective cohort

study. BMJ 1998 Nov 14; 317(7169): 1341-5. Brown L, Rosner B, Willett WC, Sacks F. Nut consumption and risk of recurrent coronary heart disease. FASEB J 1999; 13: A538. Ellsworth JL, Kushi LH, Folsom AR. Frequent nut intake and risk of death from coronary heart disease and all causes in postmenopausal women: the Iowa Women's Health Study. Nutr Metab Cardiovasc Dis 2001 Dec; 11(6): 372-7.

9. Zelman KM. It's full of fat and helps you lose weight. WebMD. http://www .webmd.com/diet/features/its-full-of-fat-and-helps-you-lose-weight.

10. Yuen AW, Sander JW. Is omega-3 fatty acid deficiency a factor contributing to refractory seizures and SUDEP? a hypothesis. Seizure 2004 Mar; 13(2): 104-7.

11. Coates AM, Howe PR. Edible nuts and metabolic health. Curr Opin Lipidol 2007; 18(1): 25-30. Segura R, Javierre C, Lizarraga MA, Ros E. Other relevant components of nuts: phytosterols, folate and minerals. Br J Nutr 2006; 96 Suppl 2: S36-44.

12. Rajaram S, Sabat AJ. Nuts, body weight and insulin resistance. Br J Nutr 2006; 96 Suppl 2: S79-86. Sabat AJ. Nut consumption and body weight. Am J Clin Nutr 2003; 78(3 Suppl): 647S-650S. Bes-Rastrollo M, Sabat AJ, Gamez-Garcia E, et al. Nut consumption and weight gain in a Mediterranean cohort: the SUN study. Obesity 2007; 15(1): 107-16. Garcia-Lorda P, Megias Rangil I, Salas-Salvada J. Nut consumption, body weight and insulin resistance. Eur J Clin Nutr 2003; 57 Suppl 1: S8-11. Megas-Rangil I, Garcia-Lorda P, Torres-Moreno M, et al. Nutrient content and health effects of nuts. Arch Latinoam Nutr 2004; 54(2 Suppl 1): 83-6. Notes 273

13. Lovejoy JC. The impact of nuts on diabetes and diabetes risk. Curr Diab Rep 2005; 5(5): 3 79-84. Jiang R, Manson JE, Stampfer MJ, Liu S, Willett WC, Hu FB. Nut and peanut butter consumption and risk of type 2 diabetes in women. JAMA 2002; 288(20): 2554-60.

14. Barnard ND, Cohen J, Jenkins DJ, et al. A low-fat vegan diet improves glycemic control and cardiovascular risk factors in a randomized clinical trial in individuals with type 2 diabetes. Diabetes Care 2006; 29(8): 1777-83. Ford ES, Mokdad AH. Fruit and vegetable consumption and diabetes mellitus incidence among U.S. adults. Prev Med 2001; 32(1): 33-39. Montonen J, Knekt P, Harkanen T, et al. Dietary patterns and the incidence of type 2 diabetes. Am J Epidem 2004; 161(3): 219-27.

15. Barnard ND, Scialli AR, Bertron P, et al. Effectiveness of a low-fat vegetarian diet in altering serum lipids in healthy premenopausal women. Am J Cardiol 2000 Apr 15; 85(8): 969-72.

16. Jenkins DJ, Kendall CW, Popovich DG, et al. Effect of a very-high-fiber vegetable, fruit, and nut diet on serum lipids and colonic function. Metabolism 2001 Apr; 50(4): 494-503.

17. Tsai CJ, Leitzmann MF, Hu FB, Willett WC, Giovannucci EL. Frequent nut consumption and decreased risk of cholecystectomy in women. Am J Clin Nutr 2004; 80(1): 76-81.

18. Tsai CJ, Leitzmann MF, Hu FB, et al. A prospective cohort study of nut consumption and the risk of gallstone disease in men. Am J Epid 2004; 160(10): 961-8.

19. Brown MJ, Ferruzzi MG, Nguyen ML, et al. Carotenoid bioavailability is higher from salads ingested with full-fat than with fat-reduced salad dressings as measured with electrochemical detection. Am J Clin Nutr 2004; 80(2): 396-403.

20. Fraser GE, Shavlik DJ. Ten years of life: is it a matter of choice? Arch Intern Med 2001; 161(13): 1645-52.

21. Novotny JA, Gebauer SK, Baer DJ. Discrepancy between the Atwater factor predicted and empirically measured energy values of almonds in human diets. Am J Clin Nutr 2012; 96(2): 296-301.

8장

1. Christakis NA, Fowler JH. The spread of obesity in a large social network over 32 years. NEJM 2007; 327(4): 370-9.

2. Obarzanek E, Sacks FM, Moore TJ- Dietary approaches to stop hypertension (DASH)—sodium trial. Paper presented at Annual Meeting of the American Society of Hypertension 2000; New York, NY.

3. Itoh R, Syuyama Y. Sodium excretion in relation to calcium and hydroxyproline excretion in a healthy Japanese population. Am J Clin Nutr 1996; 63(5): 735-40.

4. Tuomilehto J, Jousilahti P, Rastenyte D. Urinary sodium excretion and cardiovascular mortality in Finland: a prospective study. Lancet 2001; (9259): 848-51.

5. Dallongeville J, Marecaux N, Ducmetiere P, et al. Influence of alcohol consumption and various beverages on waist girth and waist-to-hip ratio on a sample of French men and women. J Obes Relat Metab Disord 1998; 22(12): 1178-83.

6. Dumitrescu RG, Shields PG. The etiology of alcohol-induced breast cancer. Alcohol 2005; 35(3): 213-25.

7. Boyle P, Boffetta P. Alcohol consumption and breast cancer risk. Breast Cancer Res 2009; 11 Suppl 3: S3.

8. Chen WY, Rosner B, Hankinson SE, et al. Moderate alcohol consumption during adult life, drinking patterns, and breast cancer risk. JAMA 2011; 306(17): 1884-90.

9. Frost L, Vestergaard P. Alcohol and risk of atrial fibrillation or flutter: a cohort study. Arch Intern Med 2004; 164(18): 1993-98. Mukamal KJ, Tolstrup JS, Friberg L et al. Alcohol consumption and risk of atrial fibrillation in men and women: the Copenhagen City Heart Study. Circulation 2005; 112(12): 1736-42.

10. Sanderson WT, Talaska G, Zaebst D, et al. Pesticide prioritization for a brain cancer case-control study. Environ Res 1997; 74(2): 133-144. Zahm SH, Blair A. Cancer among migrant and seasonal farmworkers: an epidemiologic review and research agenda. Am J Ind Med 1993; 24(6): 753-66.

11. Worthington V. Nutritional quality of organic versus conventional fruits, vegetables and grains. J Alt ComlMed 2001; 7(2): 161-173. Grinder-Pederson L, Rasmussen SE, Bugel S, et al. Effect of diets based on foods from conventional

ersus organic production on intake and excretion of flavonoids and markers of antioxidative defense in humans. J Agric Food Chem 2003; 51(19): 5671-6.

12. Sari I, Baltaci Y, Bagci C, et al. Effect of pistachio diet on lipid parameters, endothelial function, inflammation, and oxidative status: a prospective study. Nutrition 2010; 26(4): 399-404.

13. Bes-Rastrollo M, Wedick NM, Martinez-Gonzalez MA, et al. Prospective study of nut consumption, long-term weight change, and obesity risk in women. Am J Clin Nutr 2009; 89(6): 1913-9. Alper CM, Mattes RD. Effects of chronic peanut consumption on energy